"ちょい足し"
栄養指導

患者に話したくなる

「たんぱく質」

のすべて

吉田貞夫 著
ちゅうざん病院副院長／
沖縄大学健康栄養学部客員教授／
金城大学客員教授

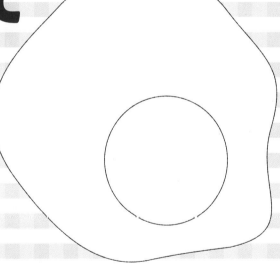

MC メディカ出版

はじめに

　本文にも書きましたが、昨今の日本は、高たんぱく質食ブームです。老若男女、それこそ、患者さん、利用者さん、ご家族だけでなく、医療・介護従事者側も、たんぱく質を摂取して、筋肉を増やそうと思うかたが少なくありません。

　それはすなわち、一般のかたがたを含む多くのかたが、たんぱく質やその材料であるアミノ酸などに強い関心をもっていただいているという証しです。栄養に関する仕事をしている私たちにとっては、大きなチャンスだといえるでしょう。

　今回、『患者に話したくなる「たんぱく質」のすべて』という書籍のご依頼をいただいたとき、栄養指導の合間に、「じつは、こんなことがあるのですよ。ご存じでしたか？」と話せる小ネタをいっぱい詰め込んだ本をつくりたいと思いました。たんぱく質、アミノ酸などに関するちょっとした話で、栄養指導の場面に和やかな笑顔が広がることを心から願ってやみません。

　ところで、疾患の治療は日々進歩し、専門化しています。慢性腎臓病、肝硬変、褥瘡……、さまざまな疾患の治療を行う患者さんにとって、たんぱく質をどのくらい、どのように摂取すべきかは、きわめて重要な課題です。本書では、こうしたニーズにも応えられるよう、できるだけ最新の情報を盛り込みました。情報の信頼性を維持するために、可能な限り科学的な文献を併記するようにしました。また、現在の知見では結論が得られていない部分は、「今はまだわからない」「今後修正される可能性がある」と率直に記載するようにしました。今後、新たな知見が見出され、修正される部分は、ぜひ読者のみなさんご自身でリサーチして、アップデートしていっていただきたいと思います。

　本書の図の一部は、ダウンロードして、栄養指導や職場内の勉強会などでも使用していただけます。楽しくて役に立つ知識の輪を、どんどん広げていってください。

　最後に、信じられないほど限られた短い時間のなかで、編集、レイアウト、イラスト作成をしてくださった編集部、イラストレーターのみなさま、そのほかご協力をいただいたみなさまに、心より御礼を申し上げます。

2023 年 12 月

ちゅうざん病院副院長／
沖縄大学健康栄養学部客員教授／
金城大学客員教授

吉田貞夫

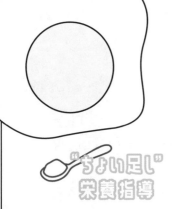

患者に話したくなる

「たんぱく質」のすべて

"ちょい足し"
栄養指導

Contents

第1章 たんぱく質の基本を知ろう ダウンロード

第2章 たんぱく質の
とりかたを知ろう

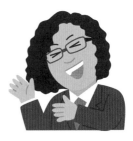

第3章 栄養指導に生かす
たんぱく質のアレコレ

Column

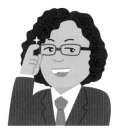

本書で使用しているおもな略語一覧

AAA	aromatic amino acid　芳香族アミノ酸
ADL	activities of daily living　日常生活動作
ADMA	asymmetric dimethylarginine　非対称性ジメチルアルギニン
AI	artificial Intelligence　人工知能
AKI	acute kidney injury　急性腎障害
Alb	albumin　アルブミン
ALT	alanine transaminase　アラニンアミノトランスフェラーゼ
AST	aspartate aminotransferase　アスパラギン酸アミノトランスフェラーゼ
ATP	adenosine triphosphate　アデノシン三リン酸
BBB	blood-brain barrier　脳血液関門
BCAA	branched chain amino acids　分岐鎖アミノ酸
BIA	bioelectrical impedance analysis　生体電気インピーダンス法
BMI	body mass index　体格指数
BUN	blood urea nitrogen　血中尿素窒素
CHDF	continuous hemodiafiltration　持続的血液濾過透析
CKD	chronic kidney disease　慢性腎臓病
COPD	chronic obstructive pulmonary disease　慢性閉塞性肺疾患
Cre	creatinine　クレアチニン
CRH	corticotropin releasing hormone　副腎皮質刺激ホルモン放出ホルモン
CRRT	continuous renal replacement therapy　持続的腎機能代替療法
DNA	deoxyribonucleic acid　デオキシリボ核酸
DOMS	delayed onset muscle soreness　遅発性筋肉痛

(e) GFR	(estimated) glemerular filtration rate	(推算) 糸球体濾過量
EIMD	exercise-induced muscle damage	運動誘発性筋損傷
FMD	flow mediated dilation	血流依存性血管拡張反応
GABA	gamma-aminobutylic acid	γ-アミノ酪酸
GLIM	global leadership initiative on malnutrition	
GLP-1	glucagon-like peptide-1	グルカゴン様ペプチド-1
GLUT	glucose transporter	グルコーストランスポーター
Hb	hemoglobin	ヘモグロビン
HDL-C	high density lipoprotein cholesterol	HDL コレステロール
HMB	β-hydroxy-β-methylbutyrate	β-ヒドロキシ-β-メチル酪酸
ICU	intensive care unit	集中治療室
IGF-1	insulin-like growth factor-1	インスリン様増殖因子
LBM	lean body mass	除脂肪体重
LDL-C	low density lipoprotein cholesterol	LDL コレステロール
LES	late evening snack	就寝前エネルギー投与
MCI	mild cognitive impairment	軽度認知機能障害
MCT	medium chain triglyceride	中鎖脂肪酸トリグリセリド
MNA®	mini nutritional assessment	簡易栄養状態評価表
mTOR	mammalian target of rapamycin	
NASH	nonalcoholic steatohepatitis	非アルコール性脂肪肝炎
NPC/N 比	nonprotein calorie/nitrogen ratio	非たんぱく質エネルギー量／窒素量比
OAM	open abdominal management	

ONS	oral nutrition supplements　経口補助食品
PDCAAS	protein digestibility-corrected amino acid score　アミノ酸スコア
PepT1	peptide transporter 1　ペプチドトランスポーター1
PHGG	partially hydrolyzed guar gum　グアーガム加水分解物
PICC	peripherally inserted central venous catheter　末梢穿刺中心静脈カテーテル
PPI	proton pump inhibitor　プロトンポンプ阻害薬
QOL	quality of life　生活の質
RCT	randomized controlled trial　ランダム化比較試験
RNA	ribonucleic acid　リボ核酸
SMI	skeletal muscle mass index　骨格筋指数
TPN	total parenteral nutrition　中心静脈栄養

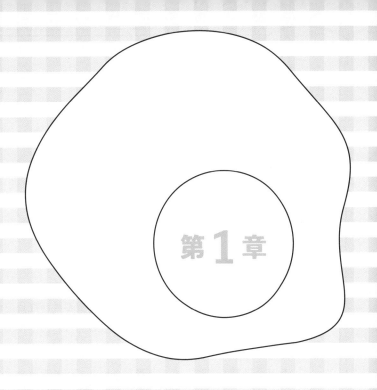

第1章

たんぱく質の
基本を知ろう

たんぱく質は体をつくる

1 今、高たんぱく食がブーム！

近年、食事でたんぱく質を摂取する重要性が注目されています。たんぱく質を多く配合している食品がスーパーマーケットやコンビニエンスストアなどでたくさん販売され、パッケージに、たんぱく質の配合量が大きく記載されているものもあります。パッケージの表示を確認して購入する消費者も増えているようです。

こうした食品を購入するのは、スポーツをして筋肉をつけたいワカモノだけとは限りません。幅広い年齢層の女性にも、たんぱく質への関心が広まっています。「体を丈夫にしたい」「お肌をきれいに維持したい」「痩せて、よいスタイルを手に入れたい」と、理由もさまざまです。

たんぱく質は、シニア世代にも重要です。筋肉の量を維持し、いつまでも元気に生活するために、たんぱく質を積極的に摂取する人が増えています。

本章では、たんぱく質の体内での役割、栄養素としてのはたらきについて解説します。

2 たんぱく質の体内での役割

人間の体は、皮膚、筋肉、内臓、血液、骨などからできています。

皮膚の成分の約60％は水分、約30％がたんぱく質、残りは脂質やミネラルなどです。皮膚のたんぱく質の代表は、みなさんよくご存じのコラーゲンです。コラーゲンは、アミノ酸が連なったペプチド鎖（第1章3［23ページ］参照）が3本集まり、3重のらせん構造をつくる大きな分子です。このコラーゲンが束になり、コラーゲン線維となり、皮膚のかたちを維持する骨組み（細胞外マトリックス）を形成しています。皮膚は、摩擦などの外力や、化学物質、太陽光などの紫外線、気温の変化などから体を守る大切な役割があります。

筋肉は、体重の30〜40％を占めています。筋肉の約75％は水分ですが、水分を除いた部分の約80％（筋肉全体の約20％）はたんぱく質です。体内のたんぱく質の3分の1ほどが筋肉内に分布していることになります。筋肉は、たんぱく質の貯蔵庫です（第1章6［37ページ］参照）。筋肉に含まれるたんぱく質は、アクチン、ミオシンなどの筋肉の動

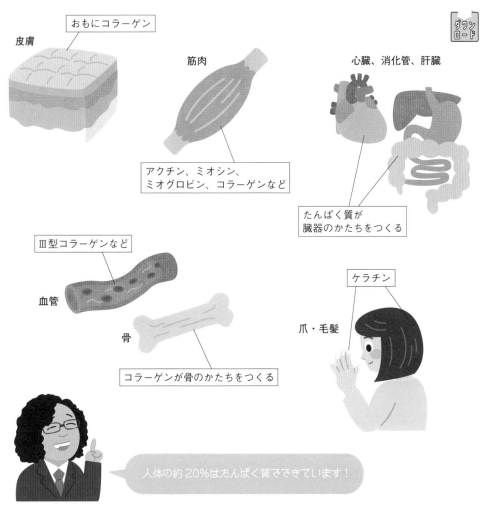

皮膚　おもにコラーゲン

筋肉　アクチン、ミオシン、ミオグロビン、コラーゲンなど

心臓、消化管、肝臓　たんぱく質が臓器のかたちをつくる

血管　Ⅲ型コラーゲンなど

骨　コラーゲンが骨のかたちをつくる

爪・毛髪　ケラチン

ダウンロード

人体の約20%はたんぱく質でできています！

図　体をつくるたんぱく質

きに重要な筋原線維たんぱく質、酸素運搬にかかわるミオグロビンなどの筋漿たんぱく質、コラーゲン、エラスチンなどの筋肉基質たんぱく質です。

　心臓、腎臓、肝臓、消化管などの内臓をかたちづくっているのもたんぱく質です。血管にはⅢ型コラーゲンという特殊なコラーゲンが必要です。骨は、コラーゲンを主体とした基質に、カルシウムやリンなどの骨塩が沈着してつくられます。毛髪や爪の成分であるケラチンもたんぱく質です。

　このように、私たちの体の構造は、ほとんどすべてたんぱく質からつくられています（図）。人体の約60％が水分、約20％はたんぱく質で、水分に次いで多くの割合を占めています。

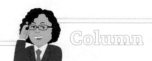

「健康」という概念の変化

　日本には以前、「健康優良児表彰」という制度がありました。健康優良児表彰は、戦前の 1930 年（昭和 5 年）に開始され、1978 年（昭和 53 年）まで継続されました。「日本一の桃太郎を探す」がキャッチコピーで、発育、栄養状態がよく、学業成績も平均以上で、行いのよい児童が選出されました。この時代の「健康」という概念は、桃太郎に象徴されるように、食事をモリモリ食べ、少しポッチャリめで、元気がよく、身体的にも活発なことを意味していたようです。食糧事情の改善により、国民全体が肉などを食べる機会も増えていきました。カレーライスやハンバーグなどが家庭に普及していったのもこのころです。

　しかし、戦後の 1950 年代後半くらいから、小児の肥満が問題になってきます。同時期に、40 歳代以上では、脳卒中や心臓病などによる死亡率が増加し、「成人病」という言葉が生まれました。このころから、肉などの食べすぎはよくないという考え方が生まれ、1996 年に「生活習慣病」という言葉が誕生すると、「野菜を中心としたエネルギー量の低い、肥満を防ぐ食習慣こそが健康的だ」という考え方に変化していきました。今でもよく使われる「ヘルシー」という言葉が生まれたのもこうした経緯です。

　近年、高齢者の筋肉が減少し、身体機能などが低下するサルコペニアや、転倒、骨折のリスクとなるフレイル（第 3 章 1 ［66 ページ］参照）が問題となり、高齢になっても筋肉量を維持し、身体機能を維持するために、たんぱく質の摂取を心がけるべきだという考え方が広まりました。「アクティブ・シニア」という言葉も生まれました。こうした考え方が各世代にも広まり、現在の高たんぱく質ブームになっているようです。

　年代により、健康という概念、食に対する考え方、たんぱく質摂取の是非などが変化してきたのです。

2 体の機能をコントロールする たんぱく質

1 機能性たんぱく質

　たんぱく質は体をつくる成分（体組織構成成分）であるとともに、体の機能を調整するという役割があります。こうした役割をもつたんぱく質を「機能性たんぱく質」といいます。

2 おもな機能性たんぱく質

ヘモグロビン

　機能性たんぱく質の筆頭は、ヘモグロビン（Hb）です（図1）。血液中の赤血球に含まれるたんぱく質で、男性では血液中におよそ 14 〜 18g/dL、女性ではおよそ 11 〜 15g/dL の濃度で存在します。血液の量から計算すると、体全体では 600 〜 900g ほどの量になります。

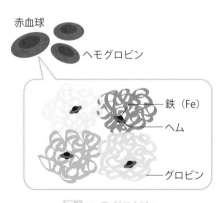

赤血球
ヘモグロビン
鉄（Fe）
ヘム
グロビン

図1 ヘモグロビン

　ヘモグロビンの役割は、酸素の運搬です。ヘモグロビンの濃度が低下した状態が貧血です。ヘモグロビン濃度の低下は、栄養状態を判断する指標の一つとしても使われます。

アルブミン

　血漿中に多く含まれるたんぱく質がアルブミン（Alb）です。アルブミンは卵の白身（卵白）にも多く含まれているので、卵白のラテン語"albumen"から名づけられました。"白い"は、ラテン語で"alb"です。

　アルブミンのおもな機能は、血管内膠質浸透圧の保持、物質の運搬です。血管内膠質浸透圧の保持というのは、簡単にいうと、血管内に水分を維持するはたらきです（図2）。肝臓の機能が低下したり、低栄養状態で血漿中のアルブミン濃度が低下すると、血管内の水分を維持することができなくなり、浮腫（むくみ）や、腹水（腹腔内に液体が貯留すること）、胸水（肺と胸壁のあいだの胸腔内に液体が貯留すること）の原因となります。

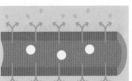

アルブミンが十分あるとき　　　アルブミンが不足しているとき

血管外　　間質液（組織液）

血管内

血漿

アルブミン

循環血漿量は維持されている　　　循環血漿量が減少し（血管内脱水）、血管内から間質（組織）に水が漏出

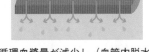

アルブミンが不足すると、循環血漿量＝血管内の水の量を維持できず、血管内から間質に水が漏れ出て、浮腫、腹水、胸水が起こります

図2　血管内膠質浸透圧の保持

　アルブミンは、カルシウムなどのミネラルや、ビリルビンなどの生体物質、さまざまな薬剤などと結合し、運搬や、作用の発現に関与しています。血漿中のアルブミン濃度が低下した状態（低アルブミン血症）では、アルブミンと結合する薬剤量が減少し、薬剤の効果が強くなることで、有害反応（副作用）を生じることがあります。

　アルブミンは肝臓で合成されます。肝硬変などで肝臓の機能が低下すると、合成されるアルブミンが減少し、低アルブミン血症となります。また、大きな手術の後や、外傷、熱傷、重症の感染症など、強い炎症がある状態でも、合成されるアルブミンが減少します。

　低栄養状態でもアルブミンの合成が低下します。飢餓の小児で、お腹がぽっこりと膨らんでいる写真をご覧になったことがあるかもしれません。これはクワシオルコルという状態で、低アルブミン血症のために膠質浸透圧が維持できず、腹水が貯留しているために起こります（図3）。

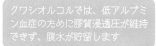
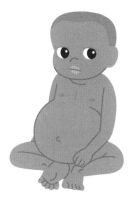

クワシオルコルでは、低アルブミン血症のために膠質浸透圧が維持できず、腹水が貯留します

図3 クワシオルコル

　低栄養状態でアルブミンの合成が低下することから、かつては血清アルブミン値を低栄養の指標として用いていました。しかし、前述のように、肝硬変や炎症などによる影響と区別する必要があるため、現在では、血清アルブミン値単独で低栄養の判定を行うことは適切ではないと考えられています。

グロブリン

　病原体などから体を守る免疫に必要なたんぱく質の代表がγグロブリンです。IgG、IgM、IgA、IgEなどの抗体として、病気の原因となる細菌やウイルスなどに結合し、好中球やマクロファージなどの細胞が貪食して駆除するための標識のような役割をもっています（図4）。

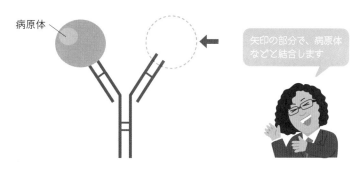

病原体

矢印の部分で、病原体などと結合します

図4 免疫グロブリン（IgA）

アポリポたんぱく

　脂質の輸送を行っているたんぱく質のグループを、アポリポたんぱくといいます。脂質は水に溶けにくい性質があるため、血液中を運搬するためには、たんぱく質と結合する必

要があります。血液検査でよくきく、LDL コレステロール（LDL-C）、HDL コレステロール（HDL-C）などもアポリポたんぱくからつくられています（図5）。

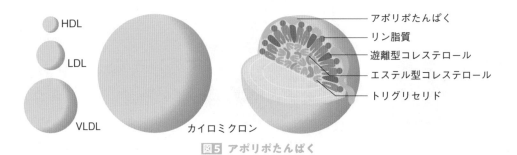

図5 アポリポたんぱく

輸送たんぱく

　血液中には、さまざまな物質を輸送するたんぱく質が多数存在します。鉄を輸送するトランスフェリン（図6）、レチノールを輸送するレチノール結合たんぱくなどです。

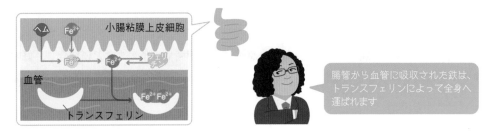

腸管から血管に吸収された鉄は、トランスフェリンによって全身へ運ばれます

図6 トランスフェリンによる鉄の輸送

　また、細胞外から細胞内にさまざまな物質をとり込むはたらきのあるたんぱく質も多数知られています。ブドウ糖を細胞内にとり込むグルコーストランスポーター（GLUT）などです（図7）。

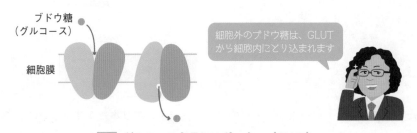

細胞外のブドウ糖は、GLUTから細胞内にとり込まれます

図7 グルコーストランスポーター（GLUT）

Column

低栄養の評価（GLIM と MNA® を例に）

　2018 年、国際標準の低栄養の診断基準として提唱されたのが、GLIM（global leadership initiative on malnutrition）です。GLIM では、意図しない体重減少、低 BMI、筋肉量減少、食事摂取量減少／消化吸収能低下、疾患による炎症の 5 項目から低栄養の判定を行います（**図8**）[1]。

　一方、高齢者の低栄養をスクリーニングするツールとして開発され、国際的に広く使用されているのが MNA®（mini nutritional assessment、簡易栄養状態評価表）です。MNA® では、食事摂取量の変化、体重変化、移動能力、ストレス・急性疾患の有無、精神心理学的問題、BMI の 6 項目で評価を行います（MNA® のアセスメントシートは、http://www.mna-elderly.com/forms/mini/mna_mini_japanese.pdf よりダウンロード可能）。

　GLIM、MNA® とも、低栄養の判断の指標に血清アルブミン値は含まれていません。同一の症例で、肝機能の急激な悪化や強い炎症などがない場合は、血清アルブミン値の変化で栄養状態の変化を予測することはできるかもしれませんが、「血清アルブミン値が低いから低栄養」という考え方は見直すほうがよいと思われます。

現症

■意図しない体重減少
・6 ヵ月以内に 5% 以上の体重減少
・6 ヵ月以上で 10% 以上の体重減少

■低 BMI（アジア人）
・18.5kg/m² 未満（70 歳未満）
・20.0kg/m² 未満（70 歳以上）

■筋肉量減少
・BIA による SMI で、男性 7.0kg/m² 未満、女性 5.7kg/m² 未満

上記の 1 つ以上該当

病因

■食事摂取量減少／消化吸収能低下
・エネルギー必要量の 50% 以下が 1 週間以上
・食事摂取量の低下が 2 週間以上
・消化吸収障害、慢性的な消化器症状

■疾患による炎症
・急性疾患／外傷などによる侵襲
・慢性疾患

上記の 1 つ以上該当

かつ (and)

低栄養

重症度の判定

	体重減少	低 BMI	筋肉量減少
中等症	過去 6 ヵ月以内で 5 ～ 10% 過去 6 ヵ月以上で 10 ～ 20%	20.0kg/m² 未満（70 歳未満） 22.0kg/m² 未満（70 歳以上）	軽度～中等度の減少
重症	過去 6 ヵ月以内で 10% 以上 過去 6 ヵ月以上で 20% 以上	18.5kg/m² 未満（70 歳未満） 20.0kg/m² 未満（70 歳以上）	重度の減少

図8 GLIM による低栄養の診断（文献 1 を参考に作成）

受容体（レセプター）、イオン透過型チャンネル

　細胞外からのさまざまなシグナル分子を受けとり、信号を細胞内に伝達するのが、細胞膜にある受容体（レセプター）です。また、細胞膜には、ナトリウム、カリウム、カルシウムなどのイオンが出入りするイオン透過型チャンネルがあります。どちらもたんぱく質でつくられています。血圧や脈拍、筋肉の収縮、視覚、聴覚、嗅覚、味覚などのさまざま

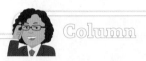

５つの味覚と受容体、イオン透過型チャンネル

　味覚には、うま味、苦味、甘味、酸味、塩味の５種類があるといわれ、それぞれの感覚を受けとる受容体、イオン透過型チャンネルがあることが知られています。うま味、苦味、甘味は７回膜貫通型Ｇたんぱく共役型受容体、酸味、塩味は、イオン透過型チャンネルによって感覚刺激が細胞内に伝達されます。７回膜貫通型Ｇたんぱく共役型受容体は、アミノ酸でできたらせん状の鎖（αヘリックス膜貫通ドメイン）が、７回細胞膜を貫通する構造をもっています（図9）。

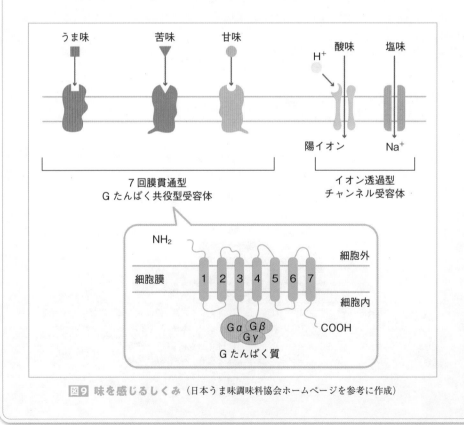

図9　味を感じるしくみ（日本うま味調味料協会ホームページを参考に作成）

な感覚は、細胞膜にある受容体やイオン透過型チャンネルによってコントロールされています。

ペプチドホルモン

代謝の調整をする甲状腺ホルモン、血糖値の調節をするインスリンやグルカゴン、カルシウムやリンの調節をする副甲状腺ホルモンやカルシトニン、そのほか、ガストリンやグレリンなどの消化管ホルモンなどは、いずれもたんぱく質（ペプチド）です。たんぱく質が体の機能の調整にいかに重要かがわかります。

酵素

化学反応を調節する触媒の機能をもつたんぱく質が酵素です。でんぷんを分解するアミラーゼや、たんぱく質を分解するペプシン、トリプシン、アミノペプチダーゼ、脂質を分解するリパーゼなどのような消化酵素のほか、細胞内で有害な過酸化水素を分解するカタラーゼ、デオキシリボ核酸（DNA）を合成するDNAポリメラーゼも酵素です。たんぱく質分子にリン酸基を付加することで細胞の増殖などを制御する細胞内のシグナル伝達系の酵素（プロテインキナーゼ）もあります。血液検査でおなじみのAST（アスパラギン酸アミノトランスフェラーゼ）やALT（アラニンアミノトランスフェラーゼ）も肝臓内でアミノ酸を代謝する酵素です。ピルビン酸キナーゼなど、エネルギー代謝をコントロールするのも酵素。アンジオテンシンIから活性型のアンジオテンシンIIをつくるアンジオテンシ

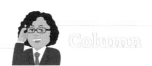

ちまたでよく聞く「酵素」

患者さんから、「酵素って体によいのですか？」とか、「私、酵素を始めてみたのです」なんていわれることはないでしょうか？

ここでいう「酵素」って、何でしょう？「○○酵素」「酵素サプリ」「酵素ドリンク」「酵素ダイエット」「酵素コスメ」……、ちまたではいろいろなものが販売されているようです。

正確には、製造販売されているメーカーの人にお聞きしないとわからないのですが……、おそらく、植物などの材料を酵母などの微生物で発酵（人体に有益、または、無害な物質をつくる化学反応）させたものなのかと思います。

発酵は化学反応なので、もちろんなんらかの酵素の力を借りているはずですが、はたして、その「酵素」に効果があるのか、「酵素」によってつくられた物質に効果があるのかは、ワタクシ、不勉強でわかりません。

ン変換酵素のように、生体機能をコントロールする酵素もあります。生体の維持には、酵素のはたらきは不可欠です。

血液凝固たんぱく

けがなどをして出血した際、血液が固まらないと、出血が続き、命にかかわります。血液を固まらせる（凝固）ためには、血液中の血小板と血管壁のコラーゲンが結合する必要があります。この結合に必要なのが、フォン・ウィルブランド因子というたんぱく質です。その後、いくつものたんぱく質（凝固因子）の連鎖反応を経て、フィブリンが形成され、血液が凝固します。フィブリンを含め、一連の反応を行うのは、すべてたんぱく質です。

＊　　　＊　　　＊

このように、たんぱく質なしでは、人間は生命を維持することはできません。人間は、たんぱく質でつくられ、たんぱく質で生きる存在なのです。

引用・参考文献

1) Cederholm, T. et al. GLIM criteria for the diagnosis of malnutrition : A consensus report from the global clinical nutrition community. Clin. Nutr. 38（1）, 2019, 1-9.

3 たんぱく質・アミノ酸・ペプチドの違い

患者さんから、「アミノ酸とたんぱく質って、違うの？」「ペプチドってどういうもの？」と聞かれたとき、みなさんはわかりやすく答えられるでしょうか。

1 アミノ酸

アミノ酸とは

アミノ酸は、アミノ基（$-NH_2$）とカルボキシル基（$-COOH$）をもつ化合物の総称です。こうした構造をもつ物質は、何百、何千（？）とあるかもしれませんが、ヒトでは、そのうちの20種類のアミノ酸（プロリンだけは、NH_2 の構造ではなく $C=NH$ なので、厳密にはイミノ酸）がたんぱく質合成に使用されています（図1）。そのほか、代謝で重要な役割をもつオルニチンやシトルリン、神経伝達物質であり、サプリメントとしてもよく耳にする GABA（γ-アミノ酪酸）、お茶に含まれるテアニンなどもアミノ酸のなかまです（図2）。

体内では、たんぱく質合成に使用されるアミノ酸が量としては多いのですが、種類としては、たんぱく質合成に使用されないアミノ酸のほうが多いといわれています。

たんぱく質をつくるアミノ酸

たんぱく質をつくるアミノ酸は、脂肪族アミノ酸（炭素鎖をもつアミノ酸）、含硫アミノ酸（イオウ元素を含むアミノ酸）、ヒドロキシアミノ酸（水酸基$-OH$ をもつアミノ酸）、酸性アミノ酸（カルボキシル基$-COOH$ を2つもつアミノ酸）、酸性アミノ酸アミド（酸性アミノ酸のカルボキシル基がアミドに変換されたアミノ酸）、塩基性アミノ酸（アミノ基$-NH_2$ やイミノ基 NH を複数もつアミノ酸）、芳香族アミノ酸（ベンゼン環をもつアミノ酸）、イミノ酸に分類されます。

必須アミノ酸（不可欠アミノ酸）

たんぱく質をつくるアミノ酸の過半数は、体内で合成することが可能ですが、バリン、イソロイシン、ロイシン、メチオニン、リジン（リシン）、フェニルアラニン、トリプトファン、スレオニン（トレオニン）、ヒスチジンの9種類のアミノ酸（小児は、アルギニン

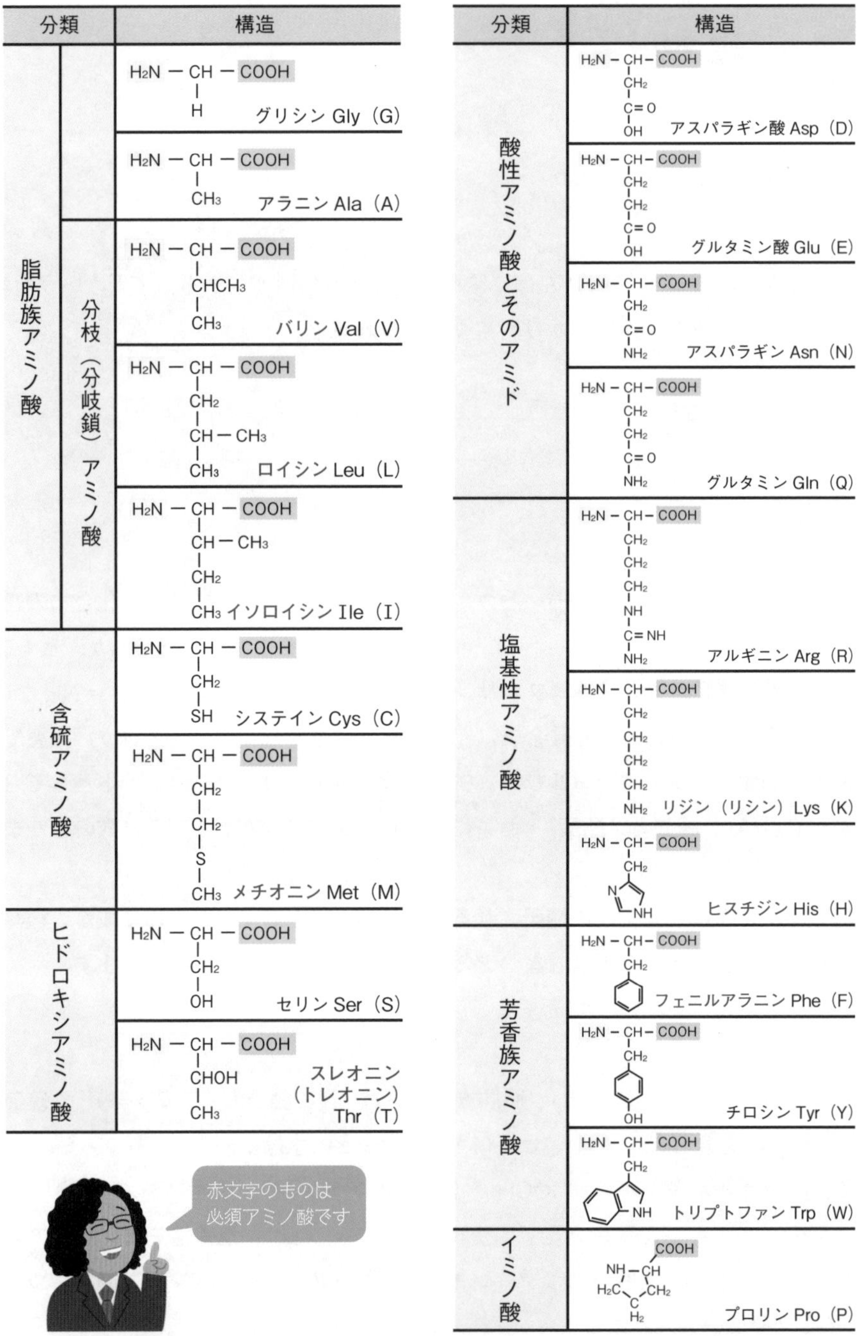

分類		構造	分類	構造
脂肪族アミノ酸		H₂N−CH−COOH | H　グリシン Gly (G)	酸性アミノ酸とそのアミド	H₂N−CH−COOH | CH₂ | C=O | OH　アスパラギン酸 Asp (D)
		H₂N−CH−COOH | CH₃　アラニン Ala (A)		H₂N−CH−COOH | CH₂ | CH₂ | C=O | OH　グルタミン酸 Glu (E)
	分枝（分岐鎖）アミノ酸	H₂N−CH−COOH | CHCH₃ | CH₃　バリン Val (V)		H₂N−CH−COOH | CH₂ | C=O | NH₂　アスパラギン Asn (N)
		H₂N−CH−COOH | CH₂ | CH−CH₃ | CH₃　ロイシン Leu (L)		H₂N−CH−COOH | CH₂ | CH₂ | C=O | NH₂　グルタミン Gln (Q)
		H₂N−CH−COOH | CH−CH₃ | CH₂ | CH₃　イソロイシン Ile (I)	塩基性アミノ酸	H₂N−CH−COOH | CH₂ | CH₂ | CH₂ | NH | C=NH | NH₂　アルギニン Arg (R)
含硫アミノ酸		H₂N−CH−COOH | CH₂ | SH　システイン Cys (C)		H₂N−CH−COOH | CH₂ | CH₂ | CH₂ | CH₂ | NH₂　リジン（リシン）Lys (K)
		H₂N−CH−COOH | CH₂ | CH₂ | S | CH₃　メチオニン Met (M)		H₂N−CH−COOH | CH₂ （イミダゾール環）　ヒスチジン His (H)
ヒドロキシアミノ酸		H₂N−CH−COOH | CH₂ | OH　セリン Ser (S)	芳香族アミノ酸	H₂N−CH−COOH | CH₂ （ベンゼン環）　フェニルアラニン Phe (F)
		H₂N−CH−COOH | CHOH | CH₃　スレオニン（トレオニン）Thr (T)		H₂N−CH−COOH | CH₂ （ベンゼン環 OH）　チロシン Tyr (Y)
				H₂N−CH−COOH | CH₂ （インドール環）　トリプトファン Trp (W)
			イミノ酸	COOH | NH−CH / H₂C−CH₂ _ CH₂　プロリン Pro (P)

赤文字のものは必須アミノ酸です

図1 たんぱく質合成に使用されるアミノ酸

も含む10種類）は体内で合成することができず、食事で摂取する必要があります。これらを必須アミノ酸（不可欠アミノ酸）といいます（**図1**の赤字）。

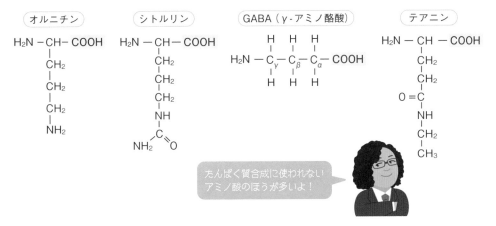

図2　たんぱく質合成に使用されないアミノ酸

2　たんぱく質

たんぱく質とは

　たんぱく質が「体をつくる物質」であることは、第1章2（15ページ）で解説しました。体の細胞一つひとつをみても、細胞をかたちづくり、機能をコントロールしている主要な成分がたんぱく質です。

　たんぱく質は、数百から数千のアミノ酸がペプチド結合でつながったものです。ペプチド結合とは、アミノ酸のカルボキシル基（−COOH）とアミノ基（−NH₂）が脱水縮合し、−CO−NH−をつくることです（図3）。

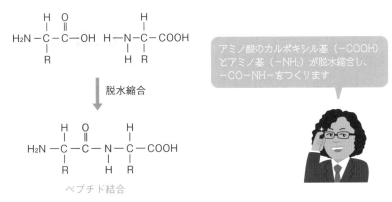

図3　ペプチド結合

たんぱく質の合成

　たんぱく質がつくられる際のアミノ酸が並ぶ順番は、細胞内のデオキシリボ核酸（DNA）に遺伝情報として記録されています（図4）。

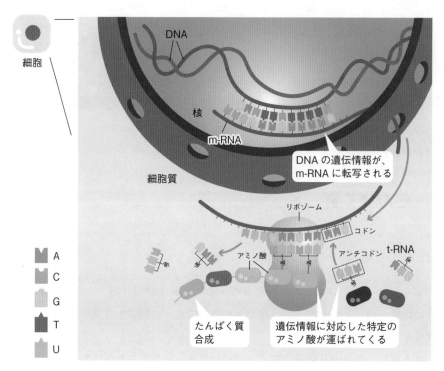

図4 たんぱく質の合成（翻訳伸長反応）

　DNA上の遺伝情報は、A（アデニン）、C（シトシン）、G（グアニン）、T（チミン）の4つの塩基の配列です。DNAからm-RNA（メッセンジャーRNA）に遺伝情報が転写・翻訳されます。m-RNA上に翻訳された遺伝情報は、A、C、G、U（ウラシル）の4つの塩基で構成され、塩基3つが1セット（コドン）となって1種類のアミノ酸と対応する仕組みになっています（図5）。核から細胞質に移動したm-RNAにリボゾームが結合します。ここにアミノ酸と結合したt-RNA（トランスファーRNA）がやってきて、m-RNAと結合します。遺伝情報にしたがって並べられたアミノ酸がペプチド結合でつながれ、アミノ酸の鎖が伸びていきます（伸長反応）。

たんぱく質の構造

　アミノ酸の鎖は、コイル状やシート状になったり（2次構造）、複雑に折りたたまれて、特有の立体的な構造（3次構造）をつくります。たんぱく質の完成です。複数のたんぱく

1番目	2番目 U		2番目 C		2番目 A		2番目 G		3番目
U	UUU	フェニルアラニン	UCU	セリン	UAU	チロシン	UGU	システイン	U
U	UUC		UCC		UAC		UGC		C
U	UUA	ロイシン	UCA		UAA	停止	UGA	停止	A
U	UUG		UCG		UAG		UGG	トリプトファン	G
C	CUU	ロイシン	CCU	プロリン	CAU	ヒスチジン	CGU	アルギニン	U
C	CUC		CCC		CAC		CGC		C
C	CUA		CCA		CAA	グルタミン	CGA		A
C	CUG		CCG		CAG		CGG		G
A	AUU	イソロイシン	ACU	トレオニン	AAU	アスパラギン	AGU	セリン	U
A	AUC		ACC		AAC		AGC		C
A	AUA		ACA		AAA	リジン	AGA	アルギニン	A
A	AUG	メチオニン・開始	ACG		AAG		AGG		G
G	GUU	バリン	GCU	アラニン	GAU	アスパラギン酸	GGU	グリシン	U
G	GUC		GCC		GAC		GGC		C
G	GUA		GCA		GAA	グルタミン酸	GGA		A
G	GUG		GCG		GAG		GGG		G

図5 m-RNA 上の塩基とアミノ酸の対応（コドン）

質が結合し、たんぱく複合体（4次構造）をつくることもあります。ヘモグロビンは、α鎖2本、β鎖2本に、それぞれ鉄を含むヘムが1分子ずつ結合しています（図6）。

たんぱく質のなかには、リン酸、糖鎖、メチル基、アセチル基、脂質鎖などが結合したり、短い鎖に分解されてから作用を発揮するものもあります（翻訳後修飾）。

遺伝子多型（ポリモルフィズム）

遺伝情報が転写・翻訳される過程で、遺伝子の塩基配列がほんの一つ変わっただけでも（変異）、たんぱく質の立体構造が変わり、機能が大きく変わることがあります。「変異」という言葉は、新型コロナウイルス感染症でも、何度も耳にしましたね。

変異は、遺伝性疾患やがんなどの原因となるほか、体型や眼の色、髪の色、お酒が飲める人と飲めない人、日焼けに弱い人、薬が効きやすい人、効きにくい人、副作用（有害反応）が出やすい人などの個人差の原因になることもあります。こうした変異を遺伝子多型（ポリモルフィズム）といいます（図7）。一つの塩基だけの変異は、single nucleotide polymorphism（SNP）といい、さまざまな疾患などとの関連が研究されています。

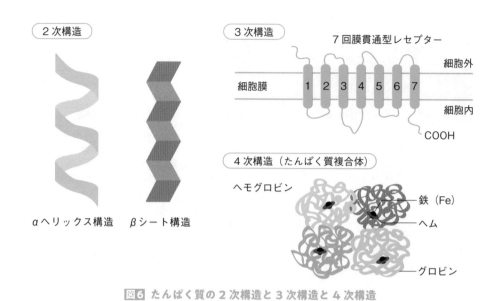

図6 たんぱく質の 2 次構造と 3 次構造と 4 次構造

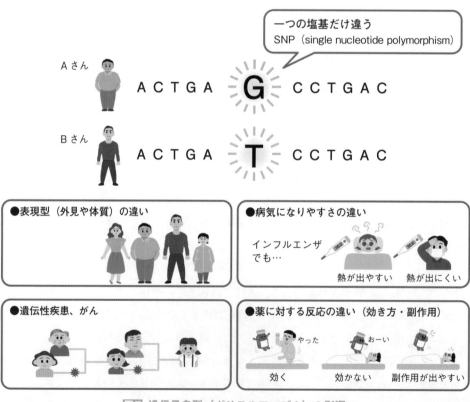

図7 遺伝子多型（ポリモルフィズム）の影響

3 ペプチド

2〜数十個のアミノ酸がつながったものをペプチドとよんでいます。たんぱく質との違いは、ズバリ、鎖の長さ、すなわち、構成するアミノ酸の数です（図8）。

インスリン、グルカゴンのほか、ガストリン、グレリンといった消化管ホルモンなどはペプチドです。

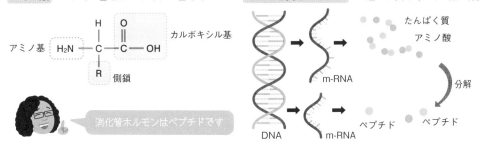

図8 たんぱく質、アミノ酸、ペプチドの違い

合成されるもののほか、たんぱく質が分解されることによってできるペプチドもあります。乳清（ホエイ）たんぱくを分解して吸収しやすくしたホエイペプチドは、経腸栄養剤などに応用されています。コラーゲンを分解してつくられるヒドロキシプロリンを含むジペプチド（アミノ酸2個のペプチド）は、コラーゲン合成を促進するため、褥瘡の治療、スキンケアなどにも応用されています。

4 たんぱく質の消化・吸収

1 たんぱく質の消化

　食物に含まれるたんぱく質は、胃内でペプシンという消化酵素によって分解されます。ペプシンは胃の主細胞で、ペプシノーゲンという不活性前駆体として合成され、胃酸の強い酸性によって、活性型のペプシンに変化します。ペプシノーゲン自身もたんぱく質ですが、不活性前駆体として合成されるために自己消化はしないという、なかなかよくできたメカニズムです。近年、胃潰瘍、十二指腸潰瘍の治療のために、プロトンポンプ阻害薬（PPI）やボノプラザンといった強力な胃酸分泌抑制薬を使用することがあります。こうした薬剤を内服していると、胃内が酸性にならないため、ペプシンの作用が減弱する可能性があります。

　食物が十二指腸に送られると、たんぱく質は、トリプシンとキモトリプシンによって分解され、短い鎖のペプチドとなります。ペプチドは、小腸粘膜上皮のアミノペプチダーゼにより、アミノ酸やジペプチドなどに分解されます（図1）。

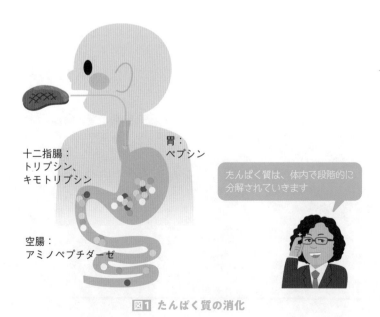

十二指腸：
トリプシン、
キモトリプシン

胃：
ペプシン

空腸：
アミノペプチダーゼ

たんぱく質は、体内で段階的に分解されていきます

図1 たんぱく質の消化

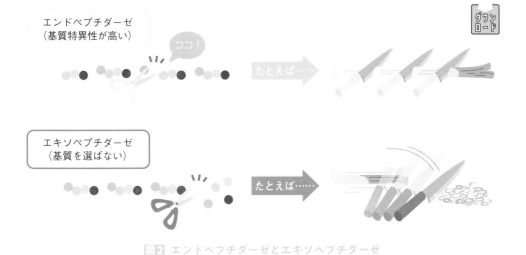

エンドペプチダーゼ
（基質特異性が高い）

エキソペプチダーゼ
（基質を選ばない）

図2 エンドペプチダーゼとエキソペプチダーゼ

　ペプシンやトリプシン、キモトリプシンはエンド型の消化酵素（エンドペプチダーゼ）で、たんぱく質の長い鎖を短い鎖のペプチドに切断するはたらきがあります。アミノペプチダーゼはエキソ型の消化酵素（エキソペプチダーゼ）で、ペプチドを端から分解していきます。たとえるなら……、ネギをきざむときに、効率を考えて、まず何センチかに切り分けて、何本かまとめてきざんだりしますよね。何センチかに切り分けるのがエンドペプチダーゼ、端からきざんでいくのがエキソペプチダーゼです（図2）。エンドペプチダーゼは特定の配列に結合して切断するため、切断部位が限定されます。つまり、基質特異性が高いのが特徴です。これに対して、エキソペプチダーゼは、基質を選ばず、端から一つひとつ地道に切断していきます。こうした2種類の酵素のはたらきによって、たんぱく質がアミノ酸やジペプチドなどに分解されていくのです。

2 アミノ酸、ペプチドの吸収

　たんぱく質が分解されて産生されたアミノ酸やジペプチド（アミノ酸2つが結合）、トリペプチド（アミノ酸3つが結合）は、小腸粘膜上皮の刷子縁で吸収されます。ジペプチド、トリペプチドは、アミノ酸とは別の経路、ペプチドトランスポーター1（PepT1）という輸送体を通じて上皮細胞内に取り込まれます。この経路は、一度に2〜3分子のアミノ酸を取り込むことができるため、アミノ酸の輸送経路よりも効率がよく、血液中のアミノ酸濃度を上昇させる速度も速いことが知られています。

　近年、乳清（ホエイ）ペプチドを用いた経腸栄養剤が使われたり、コラーゲンペプチドが褥瘡の治療に使われたりするのは、こうした吸収効率も理由の一つです。

5 アミノ酸の代謝

1 アミノ基をどう処理したものか……

アミノ酸の分解（異化）

　アミノ酸が過剰となった場合や、絶食などでエネルギーの摂取が不足し、アミノ酸をエネルギー源として利用する場合、体内では、アミノ酸の分解（異化）が起こります。

　アミノ酸は、第1章3（23ページ）で解説したように、アミノ基（－NH₂）とカルボキシル基（－COOH）、側鎖（R）から構成されます。アミノ酸を分解するときは、まず、アミノ酸からアミノ基を取り外す反応（アミノ基転移反応）が起こります（図1）。アミノ酸から取り外されたアミノ基は、α-ケトグルタル酸に受け渡され、グルタミン酸が生成されます。

　アミノ基転移酵素は、英語では、アミノトランスフェラーゼといいます。どこかで聞き覚えがありませんか？　肝機能の指標としてよく使われるAST、ALTですが、ASTはアスパラギン酸アミノトランスフェラーゼ、ALTはアラニンアミノトランスフェラーゼです。アミノ酸の代謝はおもに肝臓で行われるため、AST、ALTは肝細胞内に多く含まれています。肝細胞が障害されると、これらの酵素が血液中に放出されるという現象を、肝機能の指標として利用しているわけです。ふだんはコツコツと地道にアミノ酸を分解しているAST、ALTが、思わぬところで役立っているんですね。

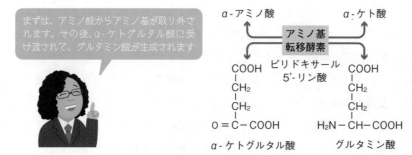

図1　アミノ基転移反応の例

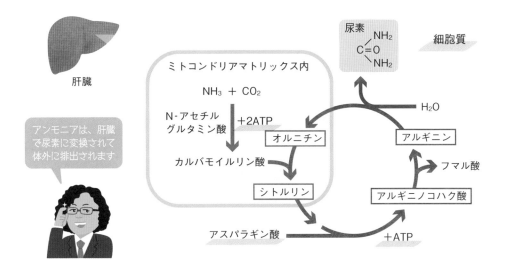

図2 尿素回路

　分岐鎖アミノ酸（BCAA）のアミノトランスフェラーゼは、肝細胞のなかにはあまり含まれず、多くは筋肉内に存在するため、分岐鎖アミノ酸の代謝はおもに筋肉内で行われていると考えられています。

尿素回路

　グルタミン酸、あるいは、グルタミン酸にもう一つアミノ基がついたグルタミンは、分解されるとアンモニア（NH_3）を生成します。アンモニアは強いアルカリ性で、毒性も強いため、体内から排出する必要があります。アンモニアを処理し、より安全な尿素に変換し、体外に排出する仕組みが尿素回路です（図2）。アンモニアと二酸化炭素（CO_2）、アデノシン三リン酸（ATP）からカルバモイルリン酸がつくられ、オルニチンと縮合し、シトルリンがつくられます。シトルリンとアスパラギン酸が反応してアルギニノコハク酸がつくられ、アルギニンとフマル酸に分解されます。アルギニンが加水分解され、尿素が生成されます。

　尿素回路の反応は肝臓で行われます。肝機能が著しく低下した人や、尿素回路に関係する酵素を先天的に欠損した人は、アンモニアを尿素に変換することができず、高アンモニア血症を発症することがあります。

2　側鎖はめぐりめぐってエネルギーに

　アミノ酸からアミノ基を取り外した残りの部分、α-ケト酸は、クエン酸回路（TCA回路、図3）に取り込まれ、エネルギー産生に利用されます。たんぱく質合成に使用される

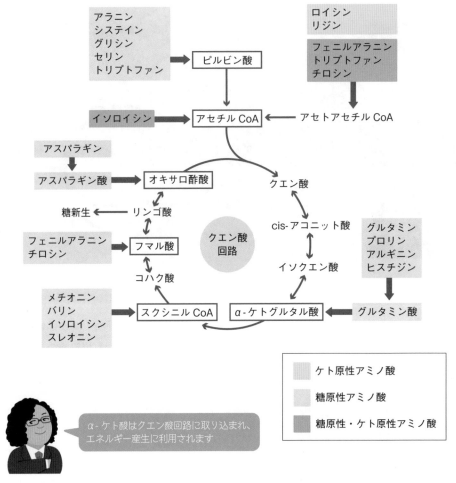

図3 クエン酸回路（TCA 回路）

20 種類のアミノ酸のうち、アセチル CoA を生成するロイシン、リジンは、ケトン体に変換されます（ケト原性アミノ酸）。イソロイシン、フェニルアラニン、トリプトファン、チロシンは、ケトン体にもブドウ糖にも変換されます。ピルビン酸、α-ケトグルタル酸、スクシニル CoA、フマル酸、オキサロ酢酸を生成する残りの 14 種類のアミノ酸は、糖新生によってブドウ糖に変換されます（糖原性アミノ酸）。ケトン体は、ブドウ糖を経て、最終的には、二酸化炭素と水に分解されます。

3 アミノ酸にはさまざまな使い道が

アミノ酸からは、生体に必要なさまざまな物質が生成されます（図4）。

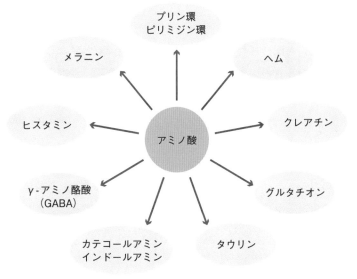

図4 アミノ酸から生成される物質

プリン環、ピリミジン環

デオキシリボ核酸（DNA）、リボ核酸（RNA）を形成するA、G、C、T（RNAではU）の塩基に含まれるプリン環やピリミジン環は、グルタミン、アスパラギン酸、グリシンといったアミノ酸を用いて合成されます。

ヘム

ヘモグロビンに含まれるヘムは、ポルフィリンと鉄イオンが結合したものです。ポルフィリンは、グリシンとスクシニルCoAから合成されます。

クレアチン

リン酸と結合し、エネルギー貯蔵に重要な役割をするクレアチンは、グリシン、アルギニン、メチオニンなどを材料として合成されます。クレアチンが筋肉内で変換されたものが、腎機能の指標として使われるクレアチニンです。

グルタチオン

活性酸素やさまざまな有毒物質を無害化するために重要なグルタチオンは、グルタミン酸、システイン、グリシンから合成されます。

タウリン

　栄養ドリンクなどにも配合されているタウリンは、胆汁酸と結合し、代謝物や有害物質を体外に排泄するはたらきのほか、抗酸化作用、抗炎症作用、浸透圧調節作用などがあるといわれています。タウリンは、システインやメチオニンから合成されます。

カテコールアミン、インドールアミン

　血圧などの調整に必要なドーパミン、ノルアドレナリン、アドレナリンなどのカテコールアミンは、チロシンまたはフェニルアラニンから合成されます。神経伝達物質としてさまざまなはたらきのあるセロトニン、メラトニンなどのインドールアミンは、トリプトファンから合成されます。

γ-アミノ酪酸（GABA）

　「リラックス効果がある」「睡眠の質を改善する」などと話題で、近年はチョコレートなどにも配合されるようになったγ-アミノ酪酸（GABA）は、グルタミン酸から合成されます。

ヒスタミン

　じんましんや花粉症などのアレルギー反応に関係しているヒスタミンは、ヒスチジンから合成されます。

メラニン

　皮膚や毛髪の色素であるメラニンは、皮膚の基底層や毛母などにあるメラノサイトで、チロシンから生成されます。メラニンは、有害な紫外線が皮膚内部に到達し、遺伝子の突然変異やがん化などを引き起こすことを防いでいます。

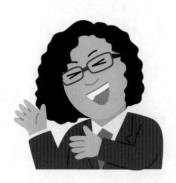

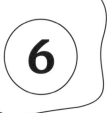

6 筋肉と肝臓のコラボレーション

1 筋肉はたんぱく質・アミノ酸の貯蔵庫

　ヒトの体は、飢餓時に対応できるように、たんぱく質を貯蔵するしくみをもっています。それが「体たんぱく質プール」です（図1）。体たんぱく質プールには、体を構成しているたんぱく質のほかに、飢餓時に不足したたんぱく質やエネルギーを補充するための予備量のたんぱく質が貯蔵されています（図1 赤色部分）。

　飢餓時、たんぱく質の摂取が減少すると、血中の遊離アミノ酸も減少します。これを補うために、予備量のたんぱく質が分解されます。

　体のなかで、最大のたんぱく質貯蔵庫のはたらきをしているのが筋肉です。したがって、飢餓時には筋肉量が減少し、サルコペニアなどを発症する原因となります。

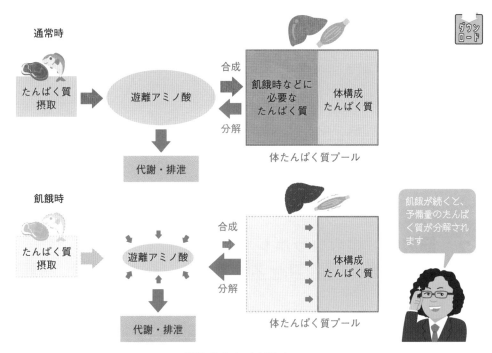

図1 体たんぱく質プール

2 肝臓はたんぱく質、エネルギーの工場

　アミノ酸からたんぱく質を合成したり、アミノ酸を代謝して、エネルギーなどを産生しているのが肝臓です。肝臓には、そのためのさまざまな酵素が多く含まれています。肝細胞が減少する肝硬変などの際には、たんぱく質の合成が減少し、倦怠感や浮腫、腹水などの原因となります（第3章3［80ページ］参照）。

　飢餓の際には、肝臓は、筋肉から遊離したアミノ酸を利用して中枢神経や心臓などのエネルギー源となるブドウ糖を産生します。これが糖新生です（図2）。糖新生にはアラニンなどのアミノ酸が利用されます（糖原性アミノ酸、第1章5［32ページ］参照）。そのほか、脂肪が分解されて産生されたケトン体も中枢神経などのエネルギー源として利用されます。

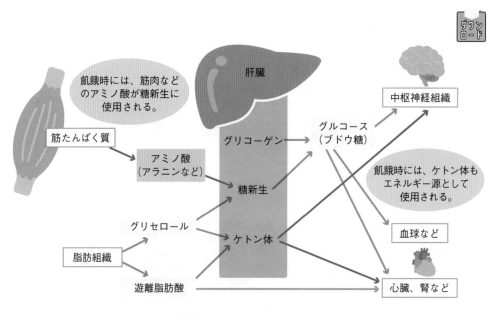

図2 飢餓時のエネルギー産生

3 筋肉と肝臓のコラボレーション： Cori 回路とグルコース・アラニン回路 （図3）

　筋肉の活動により、ブドウ糖が分解され、アデノシン三リン酸（ATP）を産生したあと、ピルビン酸を経て、乳酸が産生されます。筋肉は、この乳酸を代謝することができません。そこで、乳酸が血液によって肝臓に運搬され、ふたたびブドウ糖やグリコーゲンとなりま

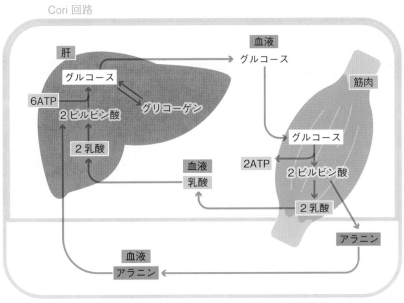

図3 Cori 回路とグルコース・アラニン回路

す。これが Cori 回路です。

　筋肉内に貯蔵されていたたんぱく質が分解されると、アラニンが放出され、これが血液によって肝臓に運搬され、ピルビン酸を経てブドウ糖となり、エネルギーとして利用されます。これがグルコース・アラニン回路です。

　このように、筋肉と肝臓は、コラボレーションによって体の代謝を維持しています。

筋肉はたんぱく質・アミノ酸の貯蔵庫、
肝臓はたんぱく質、エネルギーの工場

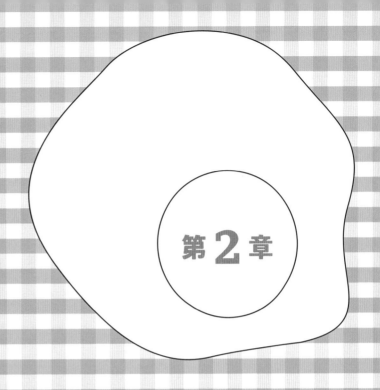

第2章

たんぱく質の
とりかたを知ろう

たんぱく質が不足すると……

たんぱく質不足が起こすさまざまな問題

　たんぱく質は体をつくる物質であるだけでなく、さまざまな体の機能をコントロールしていることを第1章で解説しました。たんぱく質の摂取が不足すると、どんな問題が起こるのでしょう？

　筋肉は、たんぱく質、アミノ酸の貯蔵庫です（第1章6［37ページ］参照）。たんぱく質やエネルギーの摂取が不足すると、筋肉に貯蔵されたたんぱく質が分解、消費され、筋肉量は減少していきます。こうして起こるのが、除脂肪体重（LBM）の減少です。

LBMが減少すると……

　LBMが減少すると、さまざまな不都合が起こりはじめます（図1）。その一つが、機能性たんぱく質の減少です。アルブミンの産生が低下し、血管内膠質浸透圧が低下、血管内の水分を維持することができなくなり、浮腫や、腹水、胸水などの原因となります。γグロブリンが減少し、病気の原因となる細菌やウイルスなどに対する免疫も障害されます。鉄の吸収、輸送にも障害が出て、ヘモグロビンが低下、貧血となるかもしれません。さらにLBMが減少すると、皮膚の成分であるコラーゲンの合成も低下し、創傷（きず）の治癒が遷延します。手術後の患者さんでは、手術部位の感染症のリスクも高くなります。寝

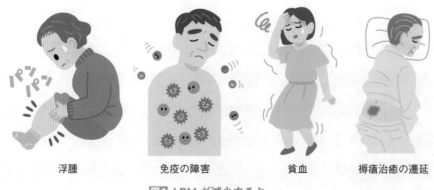

浮腫　　　　　免疫の障害　　　　貧血　　　　褥瘡治癒の遷延

図1 LBMが減少すると……

健常時　　Lean Body Mass 100%

・筋肉量の減少（骨格筋、心筋、平滑筋）

・内臓たんぱくの減少（アルブミンなど）

・免疫能の障害（リンパ球、多核白血球、抗体）

・創傷治癒遅延

・臓器障害（腸管、肝臓、心臓）

・生体適応の障害

窒素死（nitrogen death）　Lean Body Mass 70%

図2 窒素死（nitrogen death）（文献 1 を参考に作成）

たきりや日常生活動作（ADL）の低下した患者さんでは、新たに褥瘡を形成したり、すでにある褥瘡の治癒が遷延することになります。

窒素死とは

　自分がまだ栄養管理を勉強中のとき、よく使われ、たびたび目にした図があります。窒素死（nitrogen death）という図です（図2）[1]。LBM が減少し、健常時の量の 70% を切ると、生命の維持が困難になる、すなわち死に至るという図です。たんぱく質がいかに大切か、あらためて思い知らされます。

　小児は体重あたりのエネルギー、たんぱく質の必要量が多く、不足すると、発育障害やクワシオルコルのような重度の低栄養を発症する危険性があります。

2 アミノ酸のリサイクル発動！オートファジー

　たんぱく質、アミノ酸が不足すると、細胞内ではどのようなことが起こるのでしょうか？

　栄養が不足すると、生物はみな、体内で飢餓に耐え、生存するためのメカニズムを発動させます。その一つが「オートファジー」です。栄養が摂取できなくなって数時間後には、もうその反応が活発化するといわれています（図3）。

　細胞のなかには、ゴルジ体、ミトコンドリア、小胞体などの小器官（オルガネラ）があります。これらのオルガネラは、はたらくうちに徐々に機能が低下していきます。また、細胞質のなかに、機能が低下したたんぱく質も蓄積していきます。細胞が命を守ろうとしたときは、機能の低下したオルガネラや異常たんぱく質などをかき集め、分解し、アミノ酸を再利用しているのです。

　機能の低下したオルガネラや異常たんぱく質は、細胞内で膜に取り囲まれ、集められま

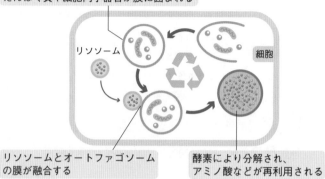

オートファジー … たんぱく質をリサイクルするしくみ

オートファゴソーム：
たんぱく質や細胞内小器官が膜に囲まれる

リソソーム

細胞

リソソームとオートファゴソーム
の膜が融合する

酵素により分解され、
アミノ酸などが再利用される

図3 オートファジー

す。この状態が「オートファゴソーム」です。そこに、たんぱく質分解酵素などを含んだリソソームが近づいてきて、オートファゴソームとリソソームの膜が融合、内容物が混ざりあいます。リソソームに含まれるたんぱく質分解酵素により機能の低下したオルガネラや異常たんぱく質が、アミノ酸に分解されます。

　オートファジーは、不足を補うという保守的な側面だけではなく、異常たんぱく質の蓄積による疾患の防止や、感染した微生物、ウイルスの排除にも役立っています。

　最近の研究によると、食事制限（とくに糖質などのエネルギー制限）は、ストレスへの耐性が強化されたり、炎症反応が抑制されたり、寿命が延長したり、老化の防止にもつながるといわれていますが、こうした現象にもオートファジーが関与していると考えられています。意図的に飢餓の状態をつくることによって、細胞の機能をリフレッシュしているということになるのかもしれません。

 オートファジーでは救えない致命的なロス

　ヒトは、たんぱく質合成に使用する20種のアミノ酸のうち、11種まではほかのアミノ酸などから合成できますが、残りの9種は合成できません。したがって、リサイクルを行っても、やがて材料が不足し、機能を維持できなくなってしまうのです。不足した材料（不可欠アミノ酸、または、必須アミノ酸）は、食事によって摂取する必要があるのです。

引用・参考文献
1）　Steffee, WP. Malnutrition in hospitalized patients. JAMA. 244（23）, 1980, 2630-5.

2 たんぱく質は、とればとるほど体によいの？

1 日本は高たんぱく質食ブーム

　体をつくり、体の機能を維持し、生命の維持に重要なはたらきをしているたんぱく質。摂取が不足すると起こる不都合については、第2章1（42ページ）で解説しました。では、たんぱく質は、とればとるほど、体のためによいのでしょうか？

　ボディービルダーのように筋肉を鍛えている人が、1日に体重あたり3gを超えるたんぱく質を摂取しているという話をききます。近年は、若い世代を中心に、男女とも、たんぱく質を摂取し『筋トレ』をして、健康と、ひきしまった美しいボディを手に入れたいと願う人も増えているようです。たんぱく質を多く含む食品がスーパーマーケットやコンビニエンスストアなどの身近なところで購入でき、なかには、1日200g以上のたんぱく質を摂取しているなんて話も……。

2 健康な人のたんぱく質摂取の上限

　現在のところ、健康な人がたんぱく質を多量に摂取した際の悪影響については、あきらかなエビデンスはないようです。

　しかし、筋肉を鍛えるためにレジスタンストレーニングを行う人で、もっとも効率がよいたんぱく質摂取量は、1日に体重あたり1.6g程度だという報告があります（図）[1]。それ以上の量のたんぱく質を摂取しても、筋肉量が増加しないばかりか、食品に含まれる糖質や脂質も一緒に摂取してしまい、筋肉だけでなく、体重（脂肪量）も増加してしまうことがあります。

3 高たんぱく質食の弊害？

　腎機能が低下した人がたんぱく質を過剰に摂取した際の弊害については、第3章2（76ページ）で解説します。

　腎機能が問題ない人で、1日体重あたり2.0gを超えるたんぱく質を摂取すると、心血管系合併症のリスクが増加したという報告があります[2]。心血管疾患リスクが高い高齢者を

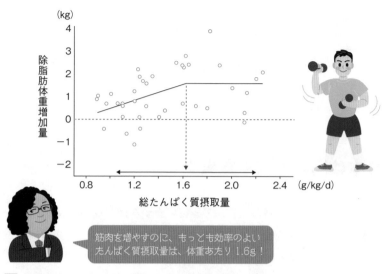

図 体重あたりのたんぱく質摂取量と除脂肪体重の増加量（文献1を参考に作成）

対象としたスペインの報告では、たんぱく質摂取量が1日体重あたり1.5gを超えた群は、1日体重あたり1.0～1.5gの群と比較して、心血管疾患による死亡のリスク、すべての原因による死亡のリスクがともに高かったと報告されました[3]。

　しかしこれは、たんぱく質自体による弊害以外に、肉や乳製品などと一緒に摂取する脂質による影響の可能性も否定できません。こうした状況は、生活する環境や食文化によっても結果が大きく異なる可能性があります。実際、最近のメタ解析では、高たんぱく質食は、脳卒中、心筋梗塞の発症や、心血管疾患による死亡のリスクとは関連がなかったと報告されました[4]。イタリアの研究では、摂取エネルギー量のうち動物性たんぱく質の割合が高かった群では、心血管疾患による死亡のリスク、すべての原因による死亡のリスクがともに低かったと、以前とまったく正反対の報告がなされました[5]。米国の研究では、糖質による摂取エネルギー量に対して、たんぱく質による摂取エネルギー量の比が低い群では、すべての原因による死亡のリスクが高かったと報告されました[6]。

　日本人のたんぱく質摂取量と死亡リスクに関する研究はまだ少なく、今後、日本人のコホート研究のメタ解析が行われることが期待されます。

引用・参考文献

1) Morton, RW. et al. A systematic review, meta-analysis and meta-regression of the effect of protein supplementation on resistance training-induced gains in muscle mass and strength in healthy adults. Br. J. Sports Med. 52 (6), 2018, 376-84.

2) Halbesma, N. et al. PREVEND Study Group. High protein intake associates with cardiovascular events but not with loss of renal function. J. Am. Soc. Nephrol. 20 (8), 2009, 1797-804.

3) Hernández-Alonso, P. et al. High dietary protein intake is associated with an increased body weight and total death risk. Clin. Nutr. 35 (2), 2016, 496-506.

4） Mantzouranis, E. et al. The Impact of High Protein Diets on Cardiovascular Outcomes : A Systematic Review and Meta-Analysis of Prospective Cohort Studies. Nutrients. 15 （6）, 2023, 1372.
5） Meroño, T. et al. Animal Protein Intake Is Inversely Associated With Mortality in Older Adults : The InCHIANTI Study. J. Gerontol. A Biol. Sci. Med. Sci. 77 （9）, 2022, 1866-72.
6） Wabo, TMC. et al. Protein-to-carbohydrate ratio is informative of diet quality and associates with all-cause mortality : Findings from the National Health and Nutrition Examination Survey （2007-2014）. Front. Public Health. 10, 2022, 1043035.

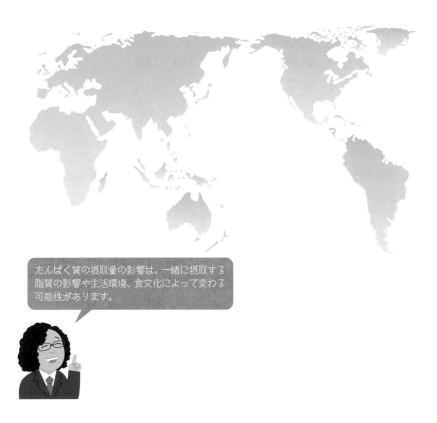

たんぱく質の摂取量の影響は、一緒に摂取する脂質の影響や生活環境、食文化によって変わる可能性があります。

たんぱく質を
効率よく摂取したい

3

1 実際にどのくらい摂取できているかは
どうしたらわかる？

昔ながらの方法は……

　積極的にたんぱく質を摂取してほしい患者さんが、実際にどのくらい摂取できているかを評価する方法はあるのでしょうか？

　昔ながらの方法は、数日間の食事の写真を撮影してもらって、どんなメニューをどのくらい食べたのかを推定して、「日本食品標準成分表」[1) を用いて計算するというものでした。これは、なかなかたいへんな作業で、手間を省くために、表計算を利用したアプリケーションなども作成されていました。

AI と連携した栄養指導

　近年は、毎回食べたものの写真を人工知能（AI）に読み込ませ、その画像をもとに、どの栄養素をどのくらいの量摂取したのか計算させるサービスも提供されています（図1）。長期間のデータを蓄積し、期間平均の摂取量なども計算できるようです。栄養指導の際に、患者さんがこうしたデータを持参することもあるかもしれません。「AI に管理栄養士の仕事を奪われる……？」と考えるのではなく、事務的で面倒な作業を AI が担当してくれるの

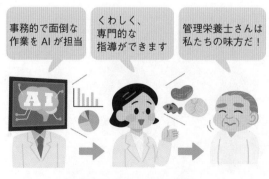

事務的で面倒な
作業を AI が担当

くわしく、
専門的な
指導ができます

管理栄養士さんは
私たちの味方だ！

図1 AI を用いた栄養指導

で、よりくわしく、専門的な指導を行う可能性が広がったと考えてみるとよいかもしれません。また、この栄養素が少し不足しているとか、この栄養素が過剰といった、患者さんにネガティブな内容を伝える際も、「AIが、この栄養素が不足しているといっていますよ。こうした食材を摂取するとよいかもしれませんね」という具合に、ネガティブな内容をAI、ポジティブな内容を管理栄養士から伝えることで、患者さんとより良好な関係をつくれるかもしれません。

4群点数法・手ばかり栄養法

　よりわかりやすくたんぱく質の摂取量を評価する方法として、4群点数法[2]があります。これは、食品を4つの群に分けてそれぞれ点数をつけ、バランスよく食べてもらうための指導法です。食品は第1群（乳・乳製品、卵）、第2群（魚介・肉・その加工品、豆・豆製品）、第3群（野菜、いも、くだもの）、第4群（砂糖、油脂、穀類）に分類され、1点あたり80kcalとなっています。

　たとえば、1日に1,600kcal（20点）を摂取するとして、第1群の卵1個を食べて1点、乳製品を2回または2種類摂取して2点、第2群の肉または魚を2品食べて2点、豆腐などの植物性たんぱく質を1品食べて1点、合計6点となるように指導します。豆腐などの植物性たんぱく質を摂取するメリットは、たんぱく質とともに、イソフラボン、レシチン、サポニンといった機能性成分を一緒に摂取できることだと思います。第3群、第4群も同様に目標量を摂取することで、バランスのよい食生活となります。

　実際の栄養指導の現場、とくに、外来患者の指導では、たんぱく質摂取制限が必要な患者さんや、疾患の治療のためにたんぱく質の摂取量を管理する必要がある患者さんを除いて、全員のたんぱく質の摂取量を詳細に計算することは困難です。また、「現在のたんぱく質の摂取量は何gです。あと何g程度摂取するように心がけてください」とお願いしても、患者さんや家族には伝わりにくいですよね。

　このような問題を解決するためによく用いられているのが「手ばかり栄養法」（図2）[3]

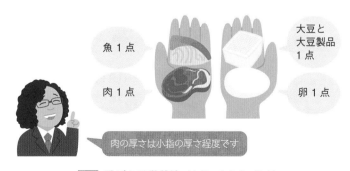

魚1点

大豆と
大豆製品
1点

肉1点

卵1点

肉の厚さは小指の厚さ程度です

図2　手ばかり栄養法（文献3を参考に作成）

です。1日に、手の指にのる大きさの魚、手のひらにのる大きさで小指の厚さ程度の肉、卵1個、手のひらサイズの豆腐を目安に食べるよう指導します。フードモデルなどを使用すると、さらにくわしく指導を行うことができるかもしれません。

2 市販の食品でたんぱく質を「ちょい足し」

　積極的にたんぱく質を摂取してほしい場合、1日の食事のモデルとなるようなメニューを提案し、それを目安にアレンジをしてもらうのも一つの方法です。参考ですが、沖縄県栄養士会は、1日60gのたんぱく質を摂取できるモデルメニューを作成しています（図3）[4]。

　基本のメニューをアレンジしたい、たんぱく質をもう少し多めに摂取したいという場合は、さまざまな食材にどのくらいのたんぱく質が含まれているかを調べる必要があります。食材に含まれるたんぱく質の量を、写真入りでわかりやすくまとめた書籍も販売されています[5]。沖縄県栄養士会は、たんぱく質6gを摂取できる各食材の量を写真入りで紹介しています（図4）[6]。

　卵、ヨーグルト、鶏むね肉などを加工した食品、たんぱく質を配合したスナックなど、

「公益財団法人沖縄県保健医療福祉事業団健康づくり運動実践活動団体助成事業」

1日のたんぱく質摂取目安量60g

区分	朝食		昼食		夕食		間食等	計
メニュー例	食パン ゆで卵、ヨーグルト サラダ		沖縄そば 野菜炒め 和え物		ご飯、味噌汁 魚の塩焼き 煮物、酢の物			
主菜 肉 魚 大豆製品 乳製品 卵	1個 ゆで卵 50g	1個 ヨーグルト 100g	1個 三枚肉 45g	0.5個 かまぼこ 25g	2個 鮭 60g	0.5個 厚揚げ 30g		6個
副菜 野菜 海藻 きのこ こんにゃく	小鉢 1～2皿		小鉢 2皿		小鉢 2皿			0.5個 350～400g 食べよう
主食 ごはん パン 麺類 いも類	1個 食パン6枚切 1枚		2個 沖縄そば 200g		0.5個 白米 120g			3.5個

図3 沖縄県栄養士会が作成した1日60gのたんぱく質を摂取できるモデルメニュー
（文献4より許可を得て転載）

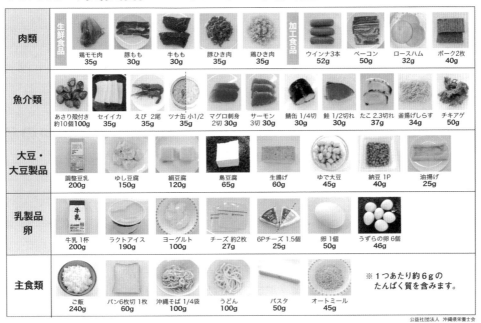

「公益財団法人沖縄県保健医療福祉事業団健康づくり運動実践活動団体助成事業」

たんぱく質食品1つあたりの目安量

肉類	生鮮食品	鶏モモ肉 35g	豚もも 30g	牛もも 30g	豚ひき肉 35g	鶏ひき肉 35g	加工食品 ウインナ3本 52g	ベーコン 50g	ロースハム 32g	ポーク2枚 40g	
魚介類	あさり殻付き 約10個100g	セイイカ 35g	えび 2尾 35g	ツナ缶 小1/2 35g	マグロ刺身 2切 30g	サーモン 3切 30g	鯖缶 1/4切 30g	鮭 1/2切れ 37g	たこ 2.3切れ 34g	釜揚げしらす 50g	チキアゲ 50g	
大豆・大豆製品	調整豆乳 200g	ゆし豆腐 150g	絹豆腐 120g	島豆腐 65g	生揚げ 60g	ゆで大豆 45g	納豆 1P 40g	油揚げ 25g			
乳製品 卵	牛乳 1杯 200g	ラクトアイス 190g	ヨーグルト 100g	チーズ 約2枚 27g	6Pチーズ 1.5個 25g	卵 1個 50g	うずらの卵 6個 46g				
主食類	ご飯 240g	パン6枚切 1枚 60g	沖縄そば 1/4袋 100g	うどん 100g	パスタ 50g	オートミール 45g	※1つあたり約6gの たんぱく質を含みます。				

公益社団法人 沖縄県栄養士会

図4 沖縄県栄養士会が作成したたんぱく質6gを摂取できる食品の目安量
（文献6より許可を得て転載）

スーパーマーケットやコンビニエンスストアで購入できる製品で、手軽に数g～数十g程度のたんぱく質を摂取することができます。たんぱく質を10g以上含有したヨーグルトや、10～20g程度含有したプロテインバー、25g以上含有したパンなども購入することができます。手軽に購入し、摂取できるのはとてもよいことですが、くれぐれもとりすぎには注意してもらいたいですね。

引用・参考文献

1) 文部科学省. 日本食品標準成分表（八訂）増補2023年.（https://www.mext.go.jp/a_menu/syokuhinseibun/mext_00001.html, 2023年12月閲覧）.
2) 香川明夫監修. なにをどれだけ食べたらいいの？ 第5版. 東京, 女子栄養大学出版部, 2022, 88p.
3) いわさきグループ. 手ばかり栄養法 指導者用解説書ダウンロード. ヘルスプランニング・あいち監修.（https://www.foodmodel.com/download/download-437, 2023年12月閲覧）.
4) 沖縄県栄養士会. 1日のたんぱく質摂取目安量60g.（https://okinawa-eiyo.or.jp/wp-content/uploads/2023/03/038ffc541dda7e7457e00f6d69f43895.pdf, 2023年12月閲覧）.
5) 髙田和子ほか監修. たんぱく質早わかり. 東京, 女子栄養大学出版部, 2023, 136p.
6) 沖縄県栄養士会. たんぱく質食品1つあたりの目安量.（https://okinawa-eiyo.or.jp/wp-content/uploads/2023/03/f5b94a23083cd6a6fc1a874b2ce89d37.pdf, 2023年12月閲覧）.

4 たんぱく質は いつ摂取するとよい？

 1 たんぱく質は、朝・昼・夕のいつ摂取するとよいの？

時間生物学と時間栄養学

　生物には、1日のリズムをきざむ体内時計があります。体内時計を扱う生物学が時間生物学（Chronobiology）です。代謝やホルモンの分泌などは、体内時計の影響を強く受けています。体内時計を考慮して、栄養を摂取するタイミングを工夫し、摂取した栄養が効率よく利用されるとともに、血糖上昇、肥満などを防ぐことを目指した研究分野が時間栄養学（Chrono-nutrition）です。

　時間栄養学が応用されているのは、血糖コントロールや心血管疾患予防などの分野です。朝食に食物繊維を摂取することで、効率よく血糖を低下させることができると報告されています。

朝食のたんぱく質摂取のメリット

　では、たんぱく質は、朝・昼・夕のいつが摂取するとよいタイミングなのでしょうか？

　朝食のたんぱく質摂取量が多いほど、収縮期血圧、拡張期血圧とも低く、HDLコレステロールの値は高かったという報告があります[1]。この研究では、夕食のたんぱく質摂取量が多いほど、インスリン抵抗性の指標であるHOMA-IRが高くなりました。心血管系疾患の発症を防ぐためには、たんぱく質は、おもに朝食に摂取するほうがよいようです。

　健康な成人がレジスタンス・トレーニングをする際、朝食にたんぱく質を摂取したほうが、筋肉量が増加すると報告されています[2, 3]。とくに女性では有意な増加が認められました[2]。男性では、残念ながら有意差はありませんでした[3]。別の研究で、朝食にたんぱく質を摂取している人のほうが、身体活動量が多いという報告があります[4]。高齢者では、朝食のアミノ酸スコア（PDCAAS）が高いと、サルコペニアを発症するリスク（オッズ比）が低いという報告があります[5]。筋肉量と身体活動を維持するためには、朝食に質のよいたんぱく質を摂取するとよいようです。

　朝食のアミノ酸スコアが低いと、認知機能が低下するリスク（オッズ比）が高いという報告があります[6]。認知機能を維持するためにも、朝食に質のよいたんぱく質を摂取する

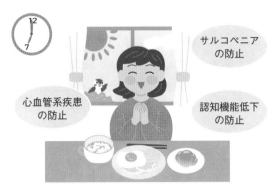

良質なたんぱく質を摂取

図1 心血管系疾患、サルコペニア、認知機能低下を防ぐには、朝食に良質のたんぱく質を摂取

とよいかもしれません（**図1**）。

2 ベジファースト？ プロテインファースト？

　食事の際に野菜から先に食べることにより（ベジファースト、**図2**）、野菜に含まれる食物繊維のはたらきで、血糖の吸収が穏やかになり、肥満を防ぐことができるといわれています[7]。

　たんぱく質を多く含む肉や魚、卵などの食材を最初に食べると（プロテインファースト、**図2**）、グルカゴン様ペプチド-1（GLP-1）などの消化管ホルモンの分泌を促します。GLP-1はインスリン分泌を促進するため、食後の高血糖を抑制できるといわれています。GLP-1は消化管蠕動を抑制し、胃の内容物が小腸に送られるのを遅らせるため、満腹感を感じやすくなり、食事全体の量が減るので、肥満を防ぐことにつながると考えられています[8]。2型糖尿病の症例で、乳清たんぱく質15gを毎食の10分前に摂取すると、血糖値

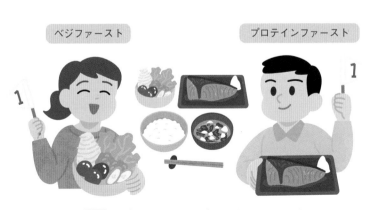

ベジファースト　　　　　　　　　プロテインファースト

図2 ベジファーストとプロテインファースト

が70〜180mg/dLの範囲内の時間が1日に2時間ほど増加し、血糖値の平均も対照群に比べ10.8mg/dL低下したという報告もあります[9]。

　しかし、いくらプロテインファーストといっても、脂質を多く含む肉や、油を用いて調理した食材では、摂取するエネルギー量が増加してしまうため、脂身の少ない部位の肉（鶏むね肉やささみ、赤身の肉など）を、茹でたり、スープにしたり、電子レンジで加熱するなど、なるべく油を使わずに調理して食べるよう指導することが大切です。

 3 ## たんぱく質・アミノ酸を摂取するなら、運動前？ 運動後？

　筋トレやリハビリテーションの効果を上げるために、たんぱく質・アミノ酸を摂取するなら、運動前に摂取したほうがよいのでしょうか？ それとも運動後でしょうか（図3）？
　一つの考え方は、運動により筋肉に負荷がかかった際、ロイシンの血中濃度が上昇しているほうが、効率よく筋たんぱく質が合成されるのではないかということです。運動前にたんぱく質・アミノ酸を摂取しておくことで、血液中に取り込まれたロイシンが、mTORを経由してたんぱく質合成を開始させる（第3章6［92ページ］参照）と考えられます。実際に、BCAAを運動前に摂取した群と、運動後に摂取した群を比較した研究では、運動前に摂取した群のほうが、上腕周囲長が増加し、骨格筋量が増加しました。また、運動前に摂取した群のほうが遅発性筋肉痛（DOMS）や、運動誘発性筋損傷（EIMD）も抑制されました[10]。トレーニングやリハビリテーションの効果を上げるためには、運動前にたんぱく質・アミノ酸を摂取したほうがよく、できたら、運動をはじめる30分ほど前に、ロイシンやβ-ヒドロキシ-β-メチル酪酸（HMB）をサプリメントや補助食品で摂取するほうがよいということになります。

　しかし、運動前後ではないタイミングでたんぱく質・アミノ酸を摂取しても、筋肉量の増加が認められたというメタ解析の結果も報告されています[11]。摂取のタイミングについ

運動前摂取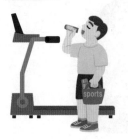

運動後摂取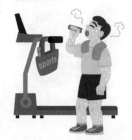

効率よく筋肉を増やすには、どちらのタイミングがよいの？

図3 運動前摂取と運動後摂取

ては、まだわからないことが多いようです。運動の前に、たんぱく質やBCAAなどのアミノ酸を配合した補助食品を摂取すると、「満腹感で思うように運動できない」「トイレが気になってしまう」などの問題もあります。そうした場合は、運動後、なるべく時間が経たないうちにたんぱく質・アミノ酸を摂取するよう心がけてもらうとよいかもしれません。

引用・参考文献

1) Berryman, CE. et al. Greater protein intake at breakfast or as snacks and less at dinner is associated with cardiometabolic health in adults. Clin. Nutr. 40（6）, 2021, 4301-8.
2) Yasuda, J. et al. Relationship between protein intake and resistance training-induced muscle hypertrophy in middle-aged women : A pilot study. Nutrition. 97, 2022, 111607.
3) Yasuda, J. et al. Evenly Distributed Protein Intake over 3 Meals Augments Resistance Exercise-Induced Muscle Hypertrophy in Healthy Young Men. J. Nutr. 150（7）, 2020, 1845-51.
4) Shinto, T. et al. Relationship Between Protein Intake in Each Traditional Meal and Physical Activity : Cross-sectional Study. JMIR Public Health Surveill. 8（7）, 2022, e35898.
5) Kinoshita, K. et al. Breakfast Protein Quality and Muscle Strength in Japanese Older Adults : A Community-Based Longitudinal Study. J. Am. Med. Dir. Assoc. 23（5）, 2022, 729-35. e2.
6) Kinoshita, K. et al. Low Amino Acid Score of Breakfast is Associated with the Incidence of Cognitive Impairment in Older Japanese Adults : A Community-Based Longitudinal Study. J. Prev. Alzheimers Dis. 9（1）, 2022, 151-7.
7) Imai, S. et al. Effect of eating vegetables before carbohydrates on glucose excursions in patients with type 2 diabetes. J. Clin. Biochem. Nutr. 54（1）, 2014, 7-11.
8) Kuwata, H. et al. Meal sequence and glucose excursion, gastric emptying and incretin secretion in type 2 diabetes : a randomised, controlled crossover, exploratory trial. Diabetologia. 59（3）, 2016, 453-61.
9) Smith, K. et al. Thrice daily consumption of a novel, premeal shot containing a low dose of whey protein increases time in euglycemia during 7 days of free-living in individuals with type 2 diabetes. BMJ Open Diabetes Res. Care. 10（3）, 2022, e002820.
10) Ra, SG. et al. Effect of BCAA supplement timing on exercise-induced muscle soreness and damage : a pilot placebo-controlled double-blind study. J. Sports Med. Phys. Fitness. 58（11）, 2018, 1582-91.
11) Wirth, J. et al. The Role of Protein Intake and its Timing on Body Composition and Muscle Function in Healthy Adults : A Systematic Review and Meta-Analysis of Randomized Controlled Trials. J. Nutr. 150（6）, 2020, 1443-60.

5 たんぱく質・アミノ酸は疲労を回復させる？

1 疲労って、何？

「疲労回復には、○○がよい」って、よくいいますよね。では、疲労って、何ですか？むずかしい質問ですね。日本疲労学会という学会があるそうで、疲労とは、「過度の肉体的および精神的活動、または、疾病によって生じた独特の不快感と休養の願望を伴う身体の活動能力の減退状態である」と定義されています[1]。

疲労による反応には、図1のようなさまざまなものがあります。運動などで体を使って疲れたという場合、筋力が低下したり、筋肉や関節に痛みを感じたり、息切れがする、心拍数が上がるなどの身体的な反応がみられます（急性疲労）。こうした一時的に発生した疲労は、通常、休息により改善します。

仕事で疲れたという場合、同じ姿勢を続けたため、肩や腰などに痛みを感じることもあります。また、ベッドに入っても眠れない、朝起きても気分がすっきりしない、日中も眠気を感じるなど、睡眠の障害がみられることもあります。ボーッとして反応が鈍くなる、注意力が散漫になり考えがまとまらない、動作が緩慢になるといった行動の変化が現れる人もいます。顔つきや目つきに活気がなくなったり、表情の変化が乏しくなって、他人から指摘される場合もあるかもしれません。食欲が低下、食事摂取量が減少する人もいます。極度の疲労で、うつ状態になることもあります。

眼精疲労という言葉もあります。これは、疲れにより眼の調節力が低下し、目がかすむ、目が渇く、目の奥などに痛みや違和感を感じる、涙が多くなる、明るいものを見るとまぶしく感じるといった症状がみられます。眼精疲労は、頭痛、肩こり、吐き気、めまいなどの原因にもなります。

疲労とは別に、疲労感という言葉もあります。慢性的に疲れが取れない、やる気が出ない、無力感を感じるなど、個人によってさまざまな感覚を生じます。フレイルの評価の5項目（第3章1［66ページ］参照）にも含まれていますね。

全身倦怠感という言葉も、疲労感と近いニュアンスがあ

疲労とは、「過度の肉体的および精神的活動、または、疾病によって生じた独特の不快感と休養の願望を伴う身体の活動能力の減退状態」です

疲れが取れない、やる気が出ない、無力感（疲労感）

眠れない、朝起きてもすっきりしない、日中も眠気

運動後などに、筋力が低下、筋肉や関節に痛み、息切れ、心拍数上昇（急性疲労）

食欲低下、食事摂取量減少、うつ状態

眼精疲労、目がかすむ、目の奥などに痛みや違和感

反応が鈍い、注意力が散漫、考えがまとまらない、動作が緩慢

仕事で、同じ姿勢を続けたため、肩や腰などに痛み

活気がない、表情の変化が乏しい

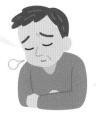

たんぱく質・アミノ酸が疲労を改善させる可能性
- 筋肉量の維持、サルコペニアの進行、フレイルの予防
- クレアチン：筋肉内でエネルギーを貯蔵
- タウリン：有害物質を体外に排泄、抗酸化作用
- グルタチオン：ストレスにより生じる活性酸素や有毒物質を無害化
- ヘモグロビン、ヘム：酸素の運搬
- 一酸化窒素（NO）：血管拡張、血流改善
- イミダゾールジペプチド（イミダペプチド）：抗酸化作用
- セロトニン：脳内神経伝達物質
- γ-アミノ酪酸（GABA）：リラックス効果、睡眠の質を改善
- グリシン、テアニン：睡眠の質を改善

図1 さまざまな疲労とたんぱく質・アミノ酸が疲労を改善させる可能性

りします。糖尿病や心不全、慢性腎臓病、がん、膠原病、新型コロナウイルス感染症（COVID-19）など、さまざまな疾患で認められます。

2 日本は、み～んな疲れている？

　働く人の6割前後は疲労を感じており、3割前後は疲労が慢性化していると感じているそうです。寝ても疲れが残る状態が6ヵ月以上続く場合を、慢性疲労といいます。

　疲労を感じていなくても、知らず知らずのうちにストレスを蓄積させている人もいます。そのうち疾患を発症したり、突然死したり、精神的な不調に悩まされたり、なかには、自殺などに至ってしまうこともあります。「過労死」という言葉があります。英語には同じ意味の言葉がないため、海外でも「karoushi」というそうです。疲労を抱えているのは、働く人だけではないかもしれません。学生、主婦、高齢者、あらゆる人にあてはまるかもしれません。

3 たんぱく質・アミノ酸は、われわれを疲労から解放してくれる？

ここで本題です。たんぱく質・アミノ酸を摂取することで、疲労を軽減することができるのでしょうか？

まず一ついえるのは、たんぱく質・アミノ酸を摂取し、適切な運動を行い、筋肉量を維持することで、負荷に対する筋肉のパフォーマンス、耐久性を維持できるのではないかということです。高齢者では、サルコペニアの進行、フレイルの予防です。

さらに可能性があるのは、アミノ酸からつくられるさまざまな物質が、疲労を改善させるのではないかということです（第1章5［32ページ］参照）。グリシン、アルギニン、メチオニンなどを材料として合成されるクレアチンは、筋肉内でエネルギーを貯蔵する役割があります。栄養ドリンクなどにも配合されているタウリンは、システインやメチオニンから合成され、代謝物や有害物質を体外に排泄するはたらきのほか、抗酸化作用があるといわれています。ストレスにより生じる活性酸素やさまざまな有毒物質を無害化してくれるのが、グルタミン酸、システイン、グリシンから合成されるグルタチオンです。身体機能を維持するためには、体の隅々まで酸素が供給される必要があります。酸素の運搬を支えるヘモグロビン、ヘモグロビンに含まれるヘムもアミノ酸から合成されます。アルギニンからつくられる一酸化窒素（NO）は、血管を拡張し、血流を改善させることで疲労を改善する可能性があるかもしれません。

抗酸化作用をもち、活性酸素による酸化ストレスを軽減できるイミダゾールジペプチド（イミダペプチド）が疲労を改善する可能性があるといわれています。イミダペプチドとは、イミダゾール基を有するアミノ酸結合体の総称で、なかでも、カルノシン（β-alanyl-L-histidine）とアンセリン（β-alanyl-1-methyl-L-histidine）の2つが注目されています（図2）。イミダペプチドは渡り鳥や、カツオやマグロなどの回遊魚といった、長時間移動を続ける生物の骨格筋中に多く含まれています。食材では鶏のむね肉や、マグロやカツオの尾びれに近い部位に多く含まれています。鶏むね肉由来のイミダペプチドを含有した健

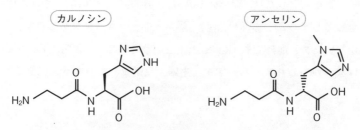

図2 代表的なイミダペプチドの成分：カルノシンとアンセリン

康食品も販売されており、1日200mgのイミダペプチドを摂取することで、疲労感が軽減したという報告もあります[2]。200mgのイミダペプチドを摂取するためには、鶏のむね肉を100g食べる必要があるそうです。

　疲労・疲労感は心理的な側面が強いといわれています。トリプトファンから合成されるインドールアミンの一つ、セロトニンは、脳内神経伝達物質としてのはたらきがあり、疲労感との関連が指摘されていますが、そのはたらきは複雑で、まだまだわからない部分が多いようです。

4　睡眠の質とアミノ酸

　図3は、ヒトの睡眠のパターンです。私たちは、眠っているあいだノンレム睡眠とレム睡眠をくり返していると考えられています。一夜の睡眠の前半のノンレム睡眠は、脳波をみると高振幅で周波数の低い成分が中心となることが多く、徐波睡眠とよばれています。徐波睡眠は深い睡眠と考えられており、熟睡感と関連があるとされています。徐波睡眠が出現して30分後に成長ホルモンの分泌が最大となることがわかっています。「寝る子は育つ」は本当かもしれませんね。成長ホルモンは、心身の疲労を回復させるはたらきがあります。加齢によって、徐波睡眠の出現時間が減少するといわれています。

　就寝前にグリシンを摂取すると、就寝から徐波睡眠に到達するまでの時間を短縮し、深部体温（体の中心部の体温）を低下させ、睡眠の質を改善することが報告されています[3]。つまり、ベッドに入ってすぐにぐっすり、しかも、しっかり眠れる可能性があるということです。また、睡眠の改善により、日中の作業効率も改善したということです。

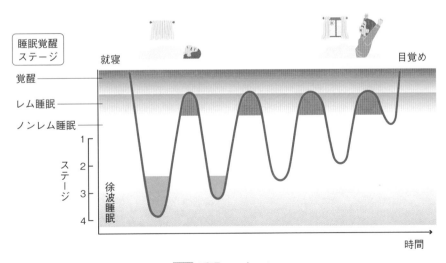

図3　睡眠のパターン

__PLACEHOLDER_0aa79640-e0a7-4f5c-8b3c-45f8dbf4e2f5__

お茶などに含まれるアミノ酸、テアニンは、脳血液関門（BBB）を通過し、グルタミンと競合的に作用することで、入眠後の中途覚醒を有意に減少させ、睡眠の質を改善し、起床時の疲労回復感も改善したと報告されています[4]。

　γ-アミノ酪酸（GABA）は、脳内でグルタミン酸から合成される神経伝達物質です。GABA をサプリメントで摂取しても、脳血液関門を通過しないため、脳内には到達しませんが、末梢神経からのカテコールアミンの分泌を抑制し、心身をリラックスさせ、心理的ストレスを軽減する可能性があるという報告があります[5]。GABA も徐波睡眠に到達するまでの時間を短縮し、睡眠の質を改善したという報告があります[6]。

引用・参考文献

1) 日本疲労学会. 抗疲労臨床評価ガイドライン.（https://www.hirougakkai.com/guideline.pdf, 2023 年 12 月閲覧）.
2) 清水恵一郎ほか. イミダゾールジペプチド配合飲料の日常的な作業のなかで疲労を自覚している健常者に対する継続摂取による有用性：第一次エントリー 207 名の解析結果報告. 薬理と治療. 37（3）, 2009, 255-63.
3) Bannai, M. et al. New therapeutic strategy for amino acid medicine : glycine improves the quality of sleep. J. Pharmacol. Sci. 118（2）, 2012, 145-8.
4) 小関誠ほか. アクチグラフを用いた L-テアニンの睡眠改善効果の検討. 日本生理人類学会誌. 9（4）, 2004, 143-50.
5) Nakamura, H. et al. Psychological stress-reducing effect of chocolate enriched with gamma-aminobutyric acid（GABA）in humans : assessment of stress using heart rate variability and salivary chromogranin A. Int. J. Food Sci. Nutr. 60 Suppl 5, 2009, 106-13.
6) Yamatsu, A. et al. Effect of oral γ-aminobutyric acid（GABA）administration on sleep and its absorption in humans. Food Sci. Biotechnol. 25（2）, 2016, 547-51.

6 低糖質ダイエットって、
はやりだけれど……。
肉はどれだけ食べてもよいの？

 1 低糖質ダイエットが成功しなかった？

「痩せて、健康的な体を手に入れたい、長生きをしたい」と、低糖質ダイエットなどの糖質制限をする人がいます。その結果、美ボディを手に入れている人もいれば、「糖質さえとらなければ……」と、ステーキやら焼肉やらをたくさん食べて、体重が増えてしまったという人もいます。2型糖尿病の患者さんで、「糖質を摂取しなければ、血糖は上がらないはず」と判断して肉などをたくさん食べてしまい、血糖コントロールもうまくいかない、脂質プロファイルも悪化してしまうという人も見受けられます。

これは、糖質制限が思ったようにうまくできていなかったということもあるのかもしれませんが、ほかにも失敗の原因があるように思います。それは、「糖質さえとらなければ……」という考えに一部の誤解があったということではないでしょうか。人間の体のなかでは、糖質、たんぱく質、脂質のいずれかが不足したら、ほかの素材で補うシステムが存在するのです。たとえば、第1章6（37ページ）で解説した糖新生。アラニンなどのアミノ酸からブドウ糖が生成され、エネルギーとして利用されます。

肉に含まれる糖質はほかの食品よりは少ないかもしれませんが、おいしい肉には、飽和脂肪酸などの脂質が多く含まれていることもあります。これが、体重が増えてしまったり、LDLコレステロールが上昇してしまった原因ということも考えられます。糖質をとらないぶん満腹感を感じにくくなり、さらに多い量の脂質を摂取してしまう可能性もあります。

 2 低糖質ダイエットと、そのメリット

「低糖質ダイエット」は、体重を減少させて、健康的な体をつくることを目的にエネルギー摂取などを制限するダイエット法の一つです。ダイエット法には、糖質制限と脂質制限があり、糖質制限のなかで、糖質を1日70〜130gの範囲にするのが、通常よくいわれる低糖質ダイエットです（表）。方法によっては、1日の糖質の摂取量を、さらに厳しく50〜60g未満にすることもあります。てんかんの発作防止や、がん患者の治療を目的に行われるケトン食などもその一つです。

また、どのような食品をどのくらい摂取したかをスコア化するなどして、健康的な食習

表 ダイエット法の分類

1. 糖質制限
   ①通常の低糖質ダイエット（糖質は1日70〜130g）
   ②厳しい糖質制限（糖質は1日50〜60g）：てんかん、がんの治療のための
   ケトン食、アトキンス・ダイエットなど
2. 脂質制限
3. 包括的なエネルギー制限
   ①地中海式ダイエット
   ②北欧式（ノルディック）ダイエット
   ③そのほか

ここでの「ダイエット法」は、体重を減少させて、健康的な体をつくることを目的にエネルギー摂取などを制限する食事法を意味します

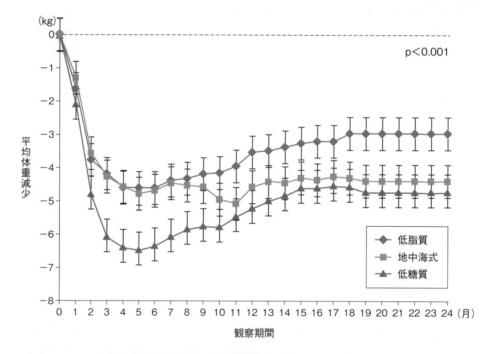

図1 低糖質ダイエットの体重減少効果（文献1を参考に作成）

慣を目指す包括的なダイエット法もあります。その代表的なものが、地中海式ダイエットや北欧式（ノルディック）ダイエットです。地中海式ダイエットは、野菜やくだものを多く摂取し、牛肉や豚肉のかわりに鶏肉や魚を用い、オリーブ油やナッツなどでやや多めの脂質を摂取します。北欧式ダイエットは、魚、緑黄色野菜、りんご、なし、ベリーなどのくだもの、根菜や食物繊維の多い全粒穀物を中心とした食事を摂取します。

　米国の研究では、まずは2ヵ月間糖質を1日20g未満に制限、その後、徐々に120gまで増やすという低糖質ダイエットを行うと、低脂質や地中海式ダイエットを行うよりも効果的に体重を減少させることができたと報告されています（図1）[1]。2型糖尿病の患者さ

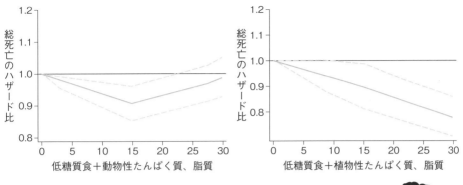

右の群のほうが、死亡率の低下が認められています

図2 低糖質ダイエットに加え植物性たんぱく質、脂質をとることで死亡率は低下する
（文献 4 を参考に作成）

んに低糖質ダイエットを行ってもらうと、空腹時血糖、HbA1c、中性脂肪、血圧などの値が改善することがわかっています[2]。日本の NIPPON DATA80（National Integrated Project for Prospective Observation of Non-communicable Disease and Its Trends in the Aged 1980）という研究では、低糖質ダイエットが、女性の心血管疾患による死亡率、総死亡率を低下させることが報告されました[3]。適切に低糖質ダイエットを行うことで、痩せて、健康的な体を手に入れることができるというのは本当のようです。

3 低糖質ダイエットの効果は、たんぱく質の種類で変わるかも

　冒頭で書いたように、「適切に低糖質ダイエットを行うこと」「継続すること」は意外にむずかしく、なかには体重が増えてしまったり、脂質プロファイルが悪化してしまう人もいます。この原因が、肉などの動物性の食品からたんぱく質や脂質を摂取するからではないかということは以前より議論されてきました。

　女性の死亡率が低下したことが報告された NIPPON DATA80 の報告では、動物性の食品を中心に摂取した群と植物性の食品を中心に摂取した群で死亡率の差は認められませんでしたが、2021 年に発表された JPHC（Japan Public Health Center-based Prospective Study Group）の研究では、低糖質ダイエットを行っても、動物性たんぱく質、脂質を摂取した群では死亡率の低下がみられなかったのに対し、低糖質ダイエットに加えて植物性たんぱく質、脂質を摂取した群では死亡率の低下が認められたと報告されました（**図2**）[4]。

JPHC 研究は、各地の保健所が中心となってデータを収集した研究で、全国 11 ヵ所、14 万人以上が参加している大きなコホート研究です。1990 年以来、参加者の食生活に関して、147 の食品、飲料の摂取量などを細かく調査しているので、こうした結果が得られたのかもしれません。

　したがって、はやりの低糖質ダイエットで結果を出すためには、肉はどれだけでも……ではなく、大豆たんぱくなど、植物由来のたんぱく質を積極的に摂取するほうがよいのかもしれません。

引用・参考文献

1） Shai, I. et al. Weight loss with a low-carbohydrate, Mediterranean, or low-fat diet. N. Engl. J. Med. 359 （3）, 2008, 229-41.
2） Huntriss, R. et al. The interpretation and effect of a low-carbohydrate diet in the management of type 2 diabetes : a systematic review and meta-analysis of randomised controlled trials. Eur. J. Clin. Nutr. 72 （3）, 2018, 311-25.
3） Nakamura, Y. et al. Low-carbohydrate diets and cardiovascular and total mortality in Japanese : a 29-year follow-up of NIPPON DATA80. Br. J. Nutr. 112 （6）, 2014, 916-24.
4） Akter, S. et al. Low carbohydrate diet and all cause and cause-specific mortality. Clin. Nutr. 40 （4）, 2021, 2016-24.

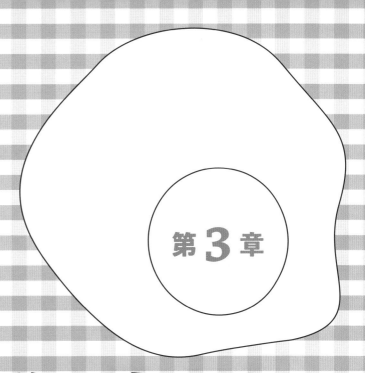

第3章

栄養指導に生かす
たんぱく質の
アレコレ

高齢者の
たんぱく質摂取について

超高齢社会の日本の問題点

　日本は、世界のどの国よりも急速に高齢化が進行しました。65歳以上の高齢者の人口は3,700万人以上で、高齢化率（65歳以上の高齢者が全人口に占める割合）は28.4%です。先進国のなかでもトップを独走しています。ちなみに、高齢者人口は、米国では5,500万人、EU全体では9,400万人です。

　じつは、高齢化は日本を含む先進国だけの問題ではありません。世界の高齢者の人口は2021年の段階で7億6千万人で、2050年には16億人に達すると考えられています。中国でも高齢化が急速に進行しており、現在の高齢者人口は1億8,500万人ですが、今後まもなく2億人を超えることが予想されています。高齢化は、北アフリカ、西アジアでも進行しています。65歳以上の人口が増加するとともに、80歳を超える高齢者の人口も増加しています。80歳を超える高齢者は、身体機能が低下し、介護が必要な人の割合も高く、今後、社会保障制度の整備などが強く求められます[1]。

　社会保障制度は、多くの場合、税金など公的な資金でまかなわれます。今後、多くの国で、若い世代が高齢者を支えるために所得の一部を提供せざるを得ない状況になると考えられています。若い世代の負担を減らすために、『栄養』で社会に貢献することはできるのでしょうか？

　『栄養』と『運動』は、高齢者ができる限り元気で、自立して生活を送れるように支援することができる最大のインフラではないかと思います。ここでは、『栄養』で高齢者を支えるという壮大なプランについて解説します。

高齢者のサルコペニア

サルコペニアの定義・診断

　加齢により筋肉量が減少、代謝量も低下し、衰弱し、転倒、骨折が増えるという現象は古くから気づかれていました。ローゼンバーグは、筋肉量減少と身体機能の低下は、加齢による現象のなかでももっとも重大で注目すべき変化であるとし、この現象を「サルコペ

ニア」と名づけました[2, 3]。

2010 年、クルツ-ヘントフトらをはじめとするヨーロッパの EWGSOP が、世界初のサルコペニアの統一的な定義、診断基準を提唱します。サルコペニアは、「進行性かつ全身性に筋量と筋力が低下し、身体機能障害、生活の質（QOL）低下、死亡のリスクを伴う状態」と定義され、四肢骨格筋量（以下、骨格筋量）、握力、歩行速度から判定することとなりました[4]。やがて、欧米とアジアでは体格や身体機能の違いがあるという意見が出され、2014 年、AWGS がアジア人のサルコペニア診断基準を提唱します[5]。

現在のサルコペニアの定義・診断基準

初版の診断基準では、サルコペニアの診断には骨格筋量の測定が必須でした。しかし、骨格筋量がどこでも測定できるというわけではありません。そこで、診断基準が改定され、2018 〜 2019 年、EWGSOP2 [6]、AWGS2019（図1）[7] が相次いで提唱されました。これらの診断基準では、骨格筋量が測定できなくても、握力や身体機能などを参考にサルコペニアに該当する可能性があるかどうかを判定することができます。たとえば、AWGS2019 では、骨格筋量が測定できない場合、下腿周囲長を測定し、問診による判定

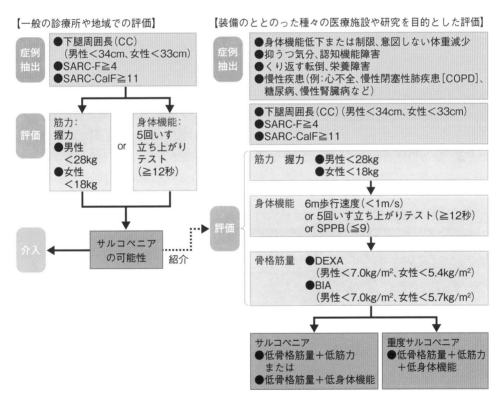

図1 AWGS2019 のサルコペニア診断アルゴリズム（文献 7 より作成）

（SARC-F、または、SARC-CalF）を行い、握力低下、または、いす立ち上がりテストなどの身体機能低下を認めれば、サルコペニアの可能性が高いため、ケアを開始することができるとしています（図1-左）[7]。また、骨格筋量の測定ができる場合は、骨格筋量低下があり筋力低下がある場合、または、骨格筋量低下があり身体機能低下がある場合を軽度〜中等度のサルコペニア、骨格筋量低下、筋力低下、身体機能低下の3項目とも該当する場合を、重度のサルコペニアと判定します（図1-右）。

　診断基準の修正とともに、サルコペニアの定義もよりわかりやすく改定されました。EWGSOP2 では、サルコペニアには、筋力低下、骨格筋量減少、身体機能低下の3つの要素があることを前提に、「筋力が低下、筋肉量が減少し、日常生活に必要なさまざまな身体機能も低下した状態」と定義されています（図2）[6]。

筋力の低下　　骨格筋量の減少　　身体機能の低下

筋力が低下、筋肉量が減少し、日常生活に必要な
さまざまな身体機能も低下した状態

図2 サルコペニアの3つの要素と定義（文献6より作成）

　診断基準の修正により、サルコペニアの診断のしやすさは改善されました。しかし、骨格筋量を反映させずに診断するという点に、問題を感じる人も少なくありませんでした。そもそも、ローゼンバーグが提唱したときから、骨格筋量の減少はとても大きな要因と考えられていたからです。GLIM 基準の体組成ワーキンググループでは、骨格筋量が測定できない場合の代替案についての検討が行われました。その結果、骨格筋量が測定できない場合は、ふくらはぎの周囲長を測定し判定することが推奨されました（表1）[8, 9]。ふくらはぎは、ヒトの体でもっとも筋肉の割合が多い部位だと考えられているからです。

表1 骨格筋量のカットオフ値（文献8、9より作成）

	男性	女性
アジア人 ASMI or ALMI（kg/m^2）		
BIA	< 7	< 5.7
DXA	< 7	< 5.4
ふくらはぎ周囲長（cm）	< 33	< 32

BMI が 25〜30（kg/m^2）の場合は測定値から3cm を引き、BMI が 30（kg/m^2）を超える場合は測定値から7cm を引く

骨格筋量が測定できないときは、ふくらはぎ周囲長を測定するようにしましょう！

3 高齢者のフレイル（frailty、脆弱性）

　2001 年、フリードらは、運動能力が低下し、転倒・骨折のリスクが高く、施設入所、入院、死亡のリスクも高い高齢者が少なくないことを示し、体重減少、疲労感、活動量低下、歩行速度低下、筋力低下（握力で評価）の５項目のうち３項目が該当すれば「フレイル」、1 ～ 2 項目該当した場合は「プレ・フレイル」という定義を記載した論文を発表しました[10]。その後、2020 年、日本で現行の診断基準、改定日本版 CHS 基準（表2）[11]が発表されましたが、カットオフ値の変更はあったものの、項目自体は変更されませんでした。フレイルの高齢者は、放置するとさらに身体機能が低下し、疾患を発症したり、転倒・骨折などをひき起こす可能性がありますが、適切なケアを行うことで、また元気な状態に戻れる可能性もあるといわれています[12]。

表2 改定日本版 CHS 基準（文献 11 より作成）

以下の５項目のうち、３項目以上に該当

1　体重減少
　　　６ヵ月間で 2kg 以上の（意図しない）体重減少
2　筋力低下
　　　握力：男性 28kg 未満、女性 18kg 未満（利き手で測定）
3　疲労感
　　　わけもなく疲れたような感じがする（ここ２週間で）
4　通常歩行速度：1.0m/ 秒未満
5　身体活動
　　　①軽い運動・体操をしていますか？
　　　②定期的な運動・スポーツをしていますか？
　　　の２つのいずれにも「週１回もしていない」と回答

　高齢者の脆弱性は、身体機能面だけではありません。フレイルの高齢者は軽度認知機能障害（MCI）の検出率が高いという研究結果が発表され[13]、「身体的なフレイルと軽度認知障害を合併した状態」を cognitive frailty（コグニティヴ・フレイル）と定義することが提唱されました[14]。

　また、社会とのかかわりが減ることにより、高齢者が日常生活を継続することが困難になっていくということも注目されるようになりました。これは、高齢者を支える通所施設などの社会資源が不足しているというだけでなく、高齢者自身が社会的な活動に参加する機会や意欲を失っていることも大きな要因となっていました。こうした状態を、Bunt らは、social frailty（社会的フレイル）と名づけています[15]。

4 コモビディティとポリファーマシー

　高齢者は、心不全、2型糖尿病、慢性腎臓病（CKD）、認知症などの疾患を合併していることも少なくありません。こうした複数の疾患を合併した状態を、「コモビディティ（comorbidity）」といいます。疾患による全身的な炎症や、2型糖尿病、CKDなどの管理のため、エネルギー量やたんぱく質の摂取を制限することが、低栄養の原因となる可能性があります。

　併存疾患の治療のため、さまざまな種類の薬剤を内服している高齢者も少なくありません。1日5～6種類以上の薬剤を内服している状態を「ポリファーマシー（polypharmacy）」といいます。複数の薬剤を併用することにより、相互作用や有害反応（副作用）などのリスクが高くなるとともに、精神安定薬のベンゾジアゼピン系の薬剤や睡眠導入薬などを内服していると、転倒・骨折のリスクも高くなるといわれています[16]。

5 高齢者を『栄養』でどう支えるか？

　サルコペニアの進行、フレイルの発症を防ぐためには、骨格筋量の減少を防ぎ、身体機能を維持しなければなりません。そのためには、必要なエネルギー量、たんぱく質量を十分に摂取することが大切です（図3）。

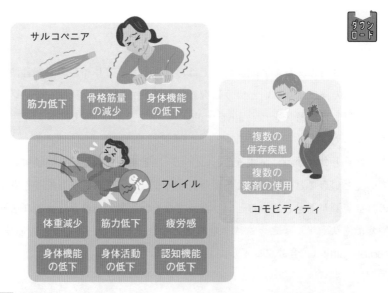

図3 高齢者のサルコペニア、フレイル、コモビディティをどう支えるか？

同化抵抗性（アナボリック・レジスタンス）

　高齢者では、たんぱく質を摂取しても利用される効率が低下しているといわれています。若年者では、食事で5g程度のたんぱく質を摂取すると筋たんぱく合成が開始されるのに対して、高齢者では、約12〜15gのたんぱく質を摂取しないと筋たんぱく合成が効率よく開始されません。こうした状態を、同化抵抗性（アナボリック・レジスタンス）といいます（図4）[17, 18]。食事摂取量が低下して、1食で約15gのたんぱく質を摂取できない人や、腎機能が低下していて、たんぱく質の摂取を制限している人は、1.5〜2gのロイシン（分岐鎖アミノ酸［BCAA］で3〜4g）を摂取してもらうことで、筋たんぱくの合成をサポートできる可能性があります。

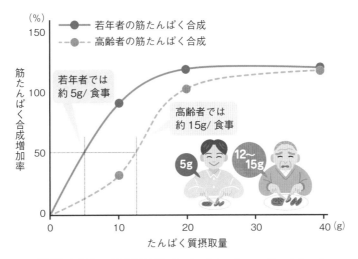

図4　高齢者の同化抵抗性（アナボリック・レジスタンス）

高齢者が摂取すべきたんぱく質はどのくらい？

　高齢者に、1日どのくらいのたんぱく質を摂取してもらうべきかについては、まだコンセンサスはありません。『日本人の食事摂取基準（2020年版）』では、男性は1日60g、女性は1日50gの摂取が推奨されています。エネルギー量とのバランスも大切だと考えられており、総エネルギー量の15〜20％をたんぱく質で摂取することが推奨されています。また、サルコペニアの進行、フレイルの発症を防ぐために、活動量に応じて、より多くのたんぱく質を摂取するとも記載されています。海外での知見もあわせると、サルコペニアの進行、フレイルの発症を防ぐためには、1日に体重あたり1.2〜1.5g程度のたんぱく質を摂取することが必要と考えられているようです。

　たんぱく質は多く摂取すればするほど、予後を改善するのでしょうか？　このあたりは、

まだ議論が分かれる部分です。しかし、1日体重あたり2.0gを超えるたんぱく質を摂取すると、腎機能への影響だけではなく、心血管系合併症のリスクが増加したという報告もあります[19]。「1日体重あたり2.0gを超えるたんぱく質を摂取」した人たちは、肉類などをすすんで摂取し、たんぱく質だけでなく、脂質も多く摂取した可能性もあります。たんぱく質を増やそうとして、脂質の摂取が過剰となっていないか、確認が必要です。

高齢者一人ひとりにあわせて評価する

　通常の日常生活を送る地域在住高齢者で、サルコペニア、フレイルの状態であっても、本人、家族がそれを自覚していないことも少なくありません。軽度の認知症で、日常生活の実態が把握しにくい人もいます。つねに適切な評価を行い、啓発していくことが必要です。

　また、低栄養だけでなく、過体重、肥満などがサルコペニア、フレイルの原因となることも報告されています。肥満は、インスリン抵抗性と関連し、さまざまな生活習慣病の原因となります。肥満とサルコペニアを合併した状態を「サルコペニア肥満」といいます。体脂肪が増加し、体重も増加しますが、骨格筋量が減少しているため、移動時の負担が増加し、体幹のバランスの保持が困難となり、転倒・骨折のリスクも高くなると考えられています。2型糖尿病や脂質異常症で動脈硬化を合併した高齢者も、フレイルを発症しやすいことが知られています。こうした高齢者では、栄養指導を行い、体重、血糖やLDLコレステロールなどの値を適切な範囲に維持することで、予後を改善できる可能性があります。高齢者一人ひとりに対して、低栄養、過栄養の両面からアプローチするとともに、適切にアセスメントを行うことが重要です（図5）。

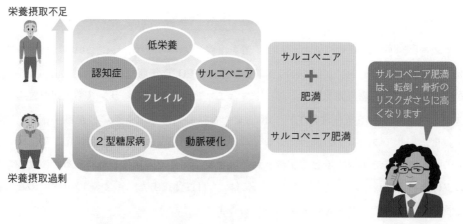

図5 低栄養、過栄養ともサルコペニア、フレイルの原因

冊

栄養管理

出版社　メディカ出版

著者　吉田　貞夫

書名　"ちょい足し"栄養指導
「患者に話したくなる」たんぱく質のすべて

ジャンル　栄養管理

注文

定価
2,860円⑩

定価（注文）カ

書店（帖合）印

定価2,860円
（本体2,600円+税（10%））

ISBN978-4-8404-8458-9
C3047　¥2600E
9784840484589

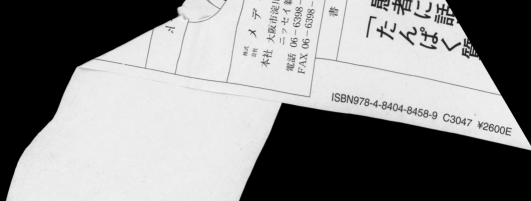

株式 メデ
会社 大阪市淀川　
本社 ニッセイ第
電話 06−6398−
FAX 06−6398−

ISBN978-4-8404-8458-9　C3047　¥2600E

ビタミンDの補充も重要

　高齢者では、ビタミンDの血中濃度が低下していることが知られています。ビタミンDの不足は、サルコペニアを進行させ、転倒・骨折のリスクを高めると考えられています。天然型ビタミンDを強化した経口補助食品（ONS）やサプリメント、活性型ビタミンD製剤などでビタミンDを補充することも大切です。

　慢性的に低栄養、または、低栄養のat riskの高齢者で、摂取目標を達成できないときには、ONSの提供が推奨されています[20]（第3章9［107ページ］参照）。しかし、経腸栄養剤、ONSを使用することで、サルコペニア高齢者の身体機能が改善するかについては、いまだ統一的な見解はありません。380人のサルコペニア高齢者が参加したRCT、PROVIDE-studyでは、ビタミンD 800IU、ロイシン3gを含むホエイたんぱく20gを1日2回摂取することにより、いす立ち上がりテスト、骨格筋量が改善し[21]、とくに血清ビタミンDレベルが維持され、たんぱく質摂取量の多かった高齢者で、骨格筋量の改善が顕著だったと報告されています[22]。

6 運動との併用が大切

　近年の研究では、運動にたんぱく質やアミノ酸の摂取を追加することによって、運動単独以上の効果が確認されるものの、たんぱく質やアミノ酸を摂取するだけでは、サルコペニアの進行、フレイルの発症を防ぐことはむずかしいと報告されています[1]。有酸素運動や、ダンスなどの運動を指導することも忘れないようにしましょう[23]。

引用・参考文献

1）Yoshida, S. et al. Can Nutrition Contribute to a Reduction in Sarcopenia, Frailty, and Comorbidities in a Super-Aged Society? Nutrients. 15（13）, 2023, 2991.

2）Rosenberg, IH. Sarcopenia : origins and clinical relevance. J. Nutr. 127（5 Suppl）, 1997, 990S-991S.

3）吉田貞夫. サルコペニア, フレイル, ロコモティブ症候群…, その違いって？：サルコペニアの生い立ち編. ナースマガジン. 44, 2023, 26.

4）Cruz-Jentoft, AJ. et al. Sarcopenia : European consensus on definition and diagnosis : Report of the European Working Group on Sarcopenia in Older People. Age Ageing. 39（4）, 2010, 412-23.

5）Chen, LK. et al. Sarcopenia in Asia : consensus report of the Asian Working Group for Sarcopenia. J. Am. Med. Dir. Assoc. 15（2）, 2014, 95-101.

6）Cruz-Jentoft, AJ. et al. Sarcopenia : revised European consensus on definition and diagnosis. Age Ageing. 48（1）, 2019, 16-31.

7）Chen, LK. et al. Asian Working Group for Sarcopenia : 2019 Consensus Update on Sarcopenia Diagnosis and Treatment. J. Am. Med. Dir. Assoc. 21（3）, 2020, 300-7. e2.

8）Barazzoni, R. et al. Guidance for assessment of the muscle mass phenotypic criterion for the Global Leadership Initiative on Malnutrition（GLIM）diagnosis of malnutrition. Clin. Nutr. 41（6）, 2022, 1425-33. doi : 10.1016/j.clnu.2022.02.001.

9）Compher, C. et al. Guidance for assessment of the muscle mass phenotypic criterion for the Global Leadership Initiative on Malnutrition diagnosis of malnutrition. JPEN J. Parenter. Enteral Nutr. 46（6）, 2022, 1232-42. doi : 10.1002/jpen.2366.

10）Fried, LP. et al. Frailty in older adults : evidence for a phenotype. J. Gerontol. A Biol. Sci. Med. Sci. 56（3）, 2001, M146-56.

11) Satake, S. et al. The revised Japanese version of the Cardiovascular Health Study criteria (revised J-CHS criteria). Geriatr. Gerontol. Int. 20（10）, 2020, 992-3.
12) 吉田貞夫. サルコペニア, フレイル, ロコモティブ症候群…, その違いって？：フレイルの生い立ち編. ナースマガジン. 45, 2023, 26.
13) Avila-Funes, JA. et al. Cognitive impairment improves the predictive validity of the phenotype of frailty for adverse health outcomes : the three-city study. J. Am. Geriatr. Soc. 57（3）, 2009, 453-61.
14) Kelaiditi, E. et al. Cognitive frailty : rational and definition from an（I.A.N.A./I.A.G.G.）international consensus group. J. Nutr. Health Aging. 17（9）, 2013, 726-34.
15) Bunt, S. et al. Social frailty in older adults : a scoping review. Eur. J. Ageing. 14（3）, 2017, 323-34.
16) 吉田貞夫. 高齢者：サルコペニア, フレイル, コモビディティへの配慮も含め. 月刊薬事. 63（8）, 2021, 1624-32.
17) Breen, L. et al. Skeletal muscle protein metabolism in the elderly : Interventions to counteract the 'anabolic resistance' of ageing. Nutr. Metab (Lond). 8, 2011, 68.
18) 吉田貞夫. 高齢者におけるフレイル, サルコペニアとリハビリテーションでの栄養管理のポイント. 栄養. 4（4）, 2019, 199-206.
19) Halbesma, N. et al.; PREVEND Study Group. High protein intake associates with cardiovascular events but not with loss of renal function. J. Am. Soc. Nephrol. 20（8）, 2009, 1797-804.

骨格筋量を測れないのは世界のみんなの悩み

　GLIM 基準では、低栄養の診断に骨格筋量の測定が必要です。しかし、生体電気インピーダンス（BIA）法などの測定機器がなく、測定できないというところは少なくありません。むしろ、測定できるほうが特殊な環境なのかもしれません。また、BIA で次々と要領よく測定しても、1 日に測定できる人数は限られています。検診やコホート研究などの集団での測定は困難です。

　こうした悩みをもつのは自分たちだけなのかと思っていましたが、GLIM 体組成ワーキンググループに参加させていただいたところ……、どうやらこれは、世界中の研究者や医療・介護従事者の悩みだったようです。骨格筋量が測定できないと低栄養の診断もできない……、これでは、低栄養に対して栄養サポートを行おうとしても、スタートすらできないことになってしまいます。

　本文にも記載しましたが、こうした問題点を解決するために、GLIM 体組成ワーキンググループでは、ふくらはぎの周囲長を測定し、骨格筋量の測定のかわりとすることが提案されました。

　そんなに世界の人が困っているなら……、と、ワタクシ、血液検査で骨格筋量を推定する技術（特許第 7113121 号）を発明しましたので、ご紹介します。

　腎機能は、一般的に、クレアチニン（Cre）の血液中の濃度を測定し、計算されます。しかし、クレアチニンは筋肉でつくられるため、筋肉が減少するサルコペニアの人では、産生されるクレアチニンも減少し、腎機能が正確に評価できない可能性があります（図6）。

　筋肉量の影響を受けずに腎機能を評価する方法が、血液中のシスタチンＣの濃度を測定し、腎機能を計算する方法です。血液中のシスタチンＣの濃度を測定することで、筋肉量が減少した高齢者でも、正確な腎機能を知ることができます。

20）Volkert, D. et al. ESPEN guideline on clinical nutrition and hydration in geriatrics. Clin. Nutr. 38（1）, 2019, 10-47.
21）Bauer, JM. et al. Effects of a vitamin D and leucine-enriched whey protein nutritional supplement on measures of sarcopenia in older adults, the PROVIDE study : a randomized, double-blind, placebo-controlled trial. J. Am. Med. Dir. Assoc. 16（9）, 2015, 740-7.
22）Verlaan, S. et al. Sufficient levels of 25-hydroxyvitamin D and protein intake required to increase muscle mass in sarcopenic older adults : The PROVIDE study. Clin. Nutr. 37（2）, 2018, 551-7.
23）Miyazaki, A. et al. Effects of Two Short-Term Aerobic Exercises on Cognitive Function in Healthy Older Adults during COVID-19 Confinement in Japan : A Pilot Randomized Controlled Trial. Int. J. Environ. Res. Public Health. 19（10）, 2022, 6202.
24）Yoshida, S. et al. Assessment of sarcopenia and malnutrition using estimated GFR ratio (eGFRcys/eGFR) in hospitalised adult patients. Clin. Nutr. ESPEN. 48, 2022, 456-63. doi : 10.1016/j.clnesp.2021.12.027.
25）吉田貞夫. サルコペニア判定, GLIM による低栄養判定における eGFR 比（eGFRcys/eGFR）と Cre/Cys 比（クレアチニン / システチン C）の診断精度の比較. 日本臨床栄養学会雑誌. 44（4）, 2022, 145-52.
26）吉田貞夫. クレアチニン, システチン C による腎機能評価の特性を応用した骨格筋量評価の試み. 臨床栄養. 142（4）, 2023, 484-7.

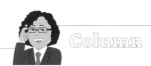

Column

　ここで、ワタクシ、血液中のシステチン C、クレアチニンの濃度からそれぞれ計算した腎機能の値（eGFR）の比から、骨格筋量（推定骨格筋指数：eSMI）を計算する方法を思いつきました（表3）。この式で計算した値を用いて、サルコペニアや低栄養の判定（GLIM）を行うことができます。この方法は、多数の症例にも対応することができるので、健康診断、検診での使用で、地域のかたがたの骨格筋量低下などの情報を一気に収集できる可能性があります。過疎地や離島など、BIA の装置が少ない、あるいはマンパワーが不足している現場でも使用できます。また、非接触で結果を得ることができるため、感染症症例などでも応用が可能です。ぜひ多くのみなさんに使っていただきたいと思います。

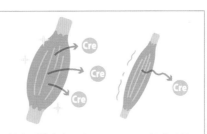

筋肉が減少するサルコペニアのほうでは、クレアチニンの産生が減少する

図6 サルコペニアとクレアチニン

表3 血液中のシステチン C、クレアチニンの濃度から骨格筋指数（eSMI）を算出する推定式（文献 24 〜 26 より作成）

eGFR 比による SMI の推定式
　　男性：eSMI = 2.3 × eGFR 比 + 4.7
　　女性：eSMI = 3.6 × eGFR 比 + 2.6
Cre/Cys 比による SMI の推定式
　　男性：eSMI = 3.0 × Cre/Cys 比 + 4.5
　　女性：eSMI = 5.4 × Cre/Cys 比 + 2.3

2 慢性腎臓病（CKD）患者のたんぱく質摂取

1 腎機能とたんぱく質摂取量

「CKDではたんぱく質を制限する」といわれているのはなぜ？

　日本腎臓学会では、ステージ G3a（GFR が 45 〜 59mL/ 分 /1.73m^2）の慢性腎臓病（CKD）症例には、1 日体重あたり 0.8 〜 1.0g、ステージ G3b 以降（GFR が 44mL/ 分 /1.73m^2 以下）の CKD 症例には、1 日体重あたり 0.6 〜 0.8g という、少なめのたんぱく質摂取量を推奨しています[1, 2]。

　こうしたたんぱく質摂取制限を行うのは、CKD の症例ではたんぱく質摂取制限により腎機能（GFR）の低下を防ぐことができると考えられているからです（**図1**）[3]。これは複数の研究を集めたメタ解析の結果で、比較的強いエビデンスといえます。腎機能を維持することにより、透析導入を回避したり、腎機能低下による弊害を防ぐことができる可能性

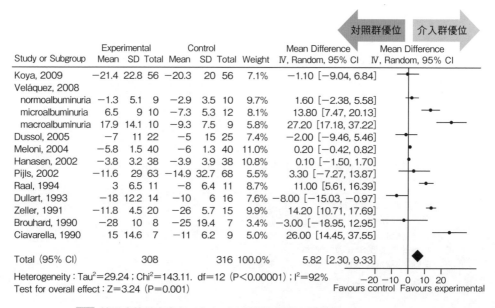

図1 糖尿病性腎症患者のたんぱく質摂取制限と腎機能（文献3より改変）

があります。腎機能低下による弊害には、腎性貧血、骨粗鬆症の進行、免疫能の低下のほか、倦怠感や食欲不振、味覚異常などの不快な症状が現れることもあります。

　高齢者の場合、短期間のたんぱく質摂取過剰でもGFRが低下するおそれがあるといわれています。高齢のCKD症例が1日体重あたり1.8gのたんぱく質を10日間摂取したところ、GFRが低下したという報告があります[4]。

たんぱく質摂取量と腎機能には関連がない？

　しかし、驚くべきことに、2022年に発表された、東京都と兵庫県の地域在住高齢者の長期縦断研究（SONIC研究）のデータでは、たんぱく質摂取量と腎機能の変化には関連が認められませんでした（図2）[5]。むしろ、バイアスとなる因子を調整した結果、たんぱく質、とくに、動物性たんぱく質を多く摂取することによって、GFRを維持できる可能性があることが示唆されたとも記載されています。また、たんぱく質摂取量の少ない群では、有意な体重減少が認められたとのことです。

　オーストラリアの研究では、動物性たんぱく質の摂取量は腎機能低下と関連がなく、植物性たんぱく質を摂取した群で、腎機能の低下を遅らせることができたということなので[6]、生活する環境や食事内容によっても結果が大きく異なる可能性があります。

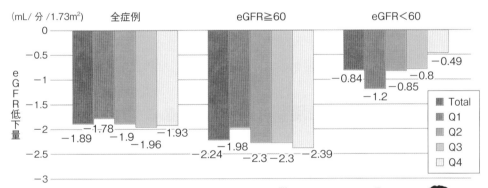

$(mL/分/1.73m^2)$

全症例　eGFR≧60　eGFR＜60

eGFR低下量

全症例：−1.89、−1.78、−1.9、−1.96、−1.93
eGFR≧60：−2.24、−1.98、−2.3、−2.3、−2.39
eGFR＜60：−0.84、−1.2、−0.85、−0.8、−0.49

凡例：Total、Q1、Q2、Q3、Q4

Q1群のたんぱく質摂取量は1.01±0.16g/kg/日、Q2群は1.32±0.07g/kg/日、Q3群は1.59±0.08g/kg/日、Q4群は2.07±0.30g/kg/日

eGFRが60未満の人では、たんぱく質の摂取量が多い群（Q4側）のほうが、腎機能の低下量が少なかったです

図2 SONIC研究でのたんぱく質摂取量と腎機能の変化（文献5を参考に作成）

2 サルコペニアに配慮したたんぱく質摂取制限緩和

　たんぱく質摂取制限を行うと問題になるのが、サルコペニアの進行です。骨格筋量が低下したCKDの症例では、生存率が有意に低下したという研究もあります（図3）[7]。

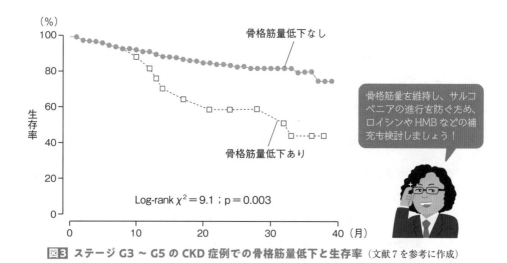

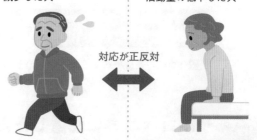

骨格筋量を維持し、サルコペニアの進行を防ぐため、ロイシンやHMBなどの補充も検討しましょう！

図3 ステージ G3 〜 G5 の CKD 症例での骨格筋量低下と生存率（文献7を参考に作成）

Log-rank $\chi^2 = 9.1$; $p = 0.003$

CKD 症例のサルコペニアの進行を防ぐため、日本腎臓学会の『サルコペニア・フレイルを合併した保存期 CKD の食事療法の提言』では、高齢の CKD ステージ G1 〜 G2 では、たんぱく質摂取量の上限の目安を 1.5g/kg 標準体重 / 日、ステージ G3 に対しては 1.3g/kg 標準体重 / 日として、たんぱく質摂取制限を緩和することが提唱されています[8]。CKDの症例で、レジスタンス運動とたんぱく質補充の併用により、除脂肪量が増加したというメタ解析結果が報告されています[9]。筋たんぱく合成を促進するロイシン、β-ヒドロキシ-β-メチル酪酸（HMB）などの補充も検討してよいかもしれません。

3 一人ひとりの生活状況、活動量などに応じた対応

たんぱく質の摂取量は、一人ひとりの生活状況、活動量などに応じて個別に設定し、経過を観察する必要があります（図4）。運動する人、活動量の多い人、肺炎や脳血管障害などの疾患、骨折の手術などのあとで骨格筋が減少してリハビリテーションを行う人は、上限を考慮しながら可能な限り多めのたんぱく質を摂取し、サルコペニアの進行を防止します。しかし、著しく腎機能が低下した人、

CKD のたんぱく質摂取量

●運動する人、活動量の多い人、疾患後で骨格筋が減少した人

●腎機能低下が進行した人、腎機能低下速度が速い人、活動量の低下した人

対応が正反対

→サルコペニア防止のために、たんぱく質摂取制限緩和を検討

→長期的な腎機能維持のために、たんぱく質摂取制限を優先

図4 生活状況、活動量などに応じたたんぱく質量

腎機能低下速度が速い人、活動量の低下した人では、腎機能維持のため、たんぱく質摂取制限を優先します。腎機能低下速度が速い（GFR が 1 年間に 3mL/ 分 /1.73m^2 を超えて低下した）症例は、末期腎不全に移行するリスクが高く、死亡率も高いことが報告されています[10]。

　ワタクシの勤務する回復期リハビリテーション病棟では、高齢の患者さんがほとんどで、CKD の症例も多く、血清クレアチニン（Cre）やシスタチン C で腎機能をモニタリングしながら、血中尿素窒素（BUN）の上昇がないことなどを確認し、保存期よりは多めのたんぱく質を摂取してもらい、身体機能の改善をめざしています。BUN は脱水などでも上昇しますが、CKD の症例で BUN が上昇している場合、たんぱく質摂取が過剰になっている可能性があります。とくに、BUN が 80mg/dL を超えると、尿毒症の発症が疑われます。

引用・参考文献

1) 日本腎臓学会編. エビデンスに基づく CKD 診療ガイドライン 2023. 東京, 東京医学社, 2023, 292p.
2) 日本腎臓学会編. 慢性腎臓病に対する食事療法基準 2014 年版. 東京, 東京医学社, 2014, 48p.
3) Nezu, U. et al. Effect of low-protein diet on kidney function in diabetic nephropathy : meta-analysis of randomised controlled trials. BMJ Open. 3 (5), 2013, e002934.
4) Walrand, S. et al. Functional impact of high protein intake on healthy elderly people. Am. J. Physiol. Endocrinol. Metab. 295 (4), 2008, E921-8.
5) Sekiguchi, T. et al. Association between protein intake and changes in renal function among Japanese community-dwelling older people : The SONIC study. Geriatr. Gerontol. Int. 22 (4), 2022, 286-91.
6) Bernier-Jean, A. et al. Dietary plant and animal protein intake and decline in estimated glomerular filtration rate among elderly women : a 10-year longitudinal cohort study. Nephrol. Dial. Transplant. 36 (9), 2021, 1640-7.
7) Pereira, RA. et al. Sarcopenia in chronic kidney disease on conservative therapy : prevalence and association with mortality. Nephrol. Dial. Transplant. 30 (10), 2015, 1718-25.
8) 日本腎臓学会. サルコペニア・フレイルを合併した保存期 CKD の食事療法の提言. 日本腎臓学会誌. 61 (5), 2019, 525-56.
9) Liao, CD. et al. Effects of protein supplementation combined with resistance exercise on body composition and physical function in older adults : a systematic review and meta-analysis. Am. J. Clin. Nutr. 106 (4), 2017, 1078-91.
10) Coresh, J. et al. Decline in estimated glomerular filtration rate and subsequent risk of end-stage renal disease and mortality. JAMA. 311 (24), 2014, 2518-31.

回復期リハビリテーション病棟では、腎機能をモニタリングしながら、BUN の上昇がないことなどを確認し、多めのたんぱく質を摂取してもらい、身体機能の改善をめざしています

3 肝硬変患者のたんぱく質摂取

1 肝硬変の症例は
どのくらいたんぱく質を摂取するべき？

　肝硬変は、肝細胞が著しく障害されて、線維組織におきかわった状態です。肝機能が維持された状態は代償性肝硬変、肝機能が著しく低下し、腹水などが貯留した状態は非代償性肝硬変です。肝硬変の重症度は、Child-Pugh分類（表）で判定します。5〜6点はGradeA（軽度）、7〜9点はGradeB（中等度）、10点以上はGradeC（高度）で、GradeAは代償性、GradeB、Cは非代償性です。

　栄養状態に問題のない代償性肝硬変の症例で摂取すべきたんぱく質の量は、実体重あたり1.2g/日です。低栄養やサルコペニアを合併する肝硬変症例では、実体重あたり1.2〜1.5g/日摂取する必要があるといわれています[1]。以前は、肝硬変の症例では、肝性脳症の発症を防ぐため、たんぱく質の摂取量を少なめに設定するほうがよいと考えられていました。たんぱく質の摂取が血中アンモニアの値を上昇させ、肝性脳症の発症リスクや重症度を高めると考えられていたからです。しかし現在では、肝硬変の症例では、通常より多めのたんぱく質を摂取することが推奨されています。

　実際に肝性脳症を発症した際も、かつては、たんぱく質の摂取を制限するほうがよいと

表 Child-Pugh分類

評点	1点	2点	3点
肝性脳症	なし	軽度（Ⅰ・Ⅱ）	昏睡（Ⅲ以上）
腹水	なし	軽度	中程度以上
血清ビリルビン値（mg/dL）	2.0未満	2.0〜3.0	3.0超
血清アルブミン値（g/dL）	3.5超	2.8〜3.5	2.8未満
プロトロンビン時間活性値（%） INR（国際標準比）	70超 1.7未満	40〜70 1.7〜2.3	40未満 2.3超

INR：international normalized ratio
・GradeA（軽度）　：5〜6点　代償性
・GradeB（中等度）：7〜9点　┐
・GradeC（高度）　：10〜15点┘非代償性

考えられていました。しかし近年は、たんぱく質の摂取を制限することが、窒素バランス（第3章5［88ページ］参照）を負に傾けて体たんぱく質の分解を促進することがわかったため、たんぱく質摂取制限は推奨されていません。

　肝性脳症をくり返す症例（たんぱく質不耐症）では、たんぱく質の摂取を制限することがあります。その際は、体重あたり0.5～0.7g/日のたんぱく質に、Fisher比（第3章6［92ページ］参照）の高い分岐鎖アミノ酸（BCAA）含有の経腸栄養剤を併用（BCAA 12～18g/日）することが推奨されています[2]。

2 肝硬変の食事のリスクマネジメント

食道静脈瘤の合併を想定する

　肝硬変の症例では、進行すると食道静脈瘤を合併することがあります。門脈の圧が亢進するので、門脈の血流を大静脈へ流すバイパスの一つが食道静脈瘤です。食道の上皮はうすく、食道静脈瘤が増大すると破裂しやすくなります。食道静脈瘤が破裂すると、大量出血となり、吐血して数時間以内に命を落とす人もいます。

　進行した肝硬変の症例では、食道静脈瘤を合併していることを想定し、破裂の原因となる食品の摂取を避けるなどの配慮を行うことが必要です。魚の骨や、かき揚げに入っている小エビなども危険かもしれません。イカやタコのような弾力のある食材も、よくかんで食べてもらうか、細かく切ってから提供するようにします。

就寝前エネルギー投与（LES）

　肝硬変の症例では、血糖の変動が大きくなることがあります。通常、腸から吸収されたブドウ糖が門脈をとおり肝臓に到達すると、インスリンのはたらきで、ブドウ糖の60～80％は肝細胞内に取り込まれ、グリコーゲンが合成されて貯蔵されます。残りのブドウ糖は、筋肉や脂肪細胞に取り込まれます。肝硬変の症例では、肝細胞数が減少しているため、肝細胞内への糖取り込みが減少し、高血糖となることがあります。サルコペニアを合併していると筋肉内への糖取り込みも減少するため、高血糖のリスクはさらに高くなります。肝硬変による耐糖能低下を肝性糖尿病ということもあります。

　肝硬変の症例では、肝臓に貯蔵されるグリコーゲンの量に限界があり、また、飢餓時にアミノ酸やグリセロールから合成されるブドウ糖（糖新生）も減少するため、深夜に低血糖となることがあります。そこで、就寝前エネルギー投与（LES）を行います。LESは、1日に必要なエネルギーのうち約200kcalを分割し、就寝前に摂取する方法です。糖質だけの摂取でもよいのですが、国内外の多くの研究ではBCAAを含有した補助食品を使用しています。LESを行うことにより、GradeC症例の生存率の改善（図）[3]、血清アルブミン

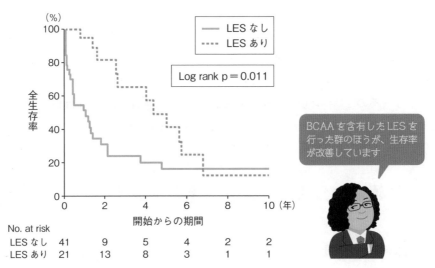

図 Child-Pugh 分類 GradeC 症例での LES の生存率への効果（文献 3 を参考に作成）

値の上昇、生活の質（QOL）の改善、心の健康や全体的健康感の改善、有痛性筋痙攣（こむらがえり）の改善などが報告されています[1]。

サルコペニア予防

第 1 章 6（37 ページ）で、肝臓と筋肉は相互に関連しあっていることを解説しました。肝硬変症例では、サルコペニアの発症率が高いことが知られています。肝硬変症例でサルコペニアを合併すると、病態・予後にも影響すると考えられています。診断アルゴリズムを用いて評価し、BCAA を補充するなど、サルコペニアの進行を防止することが重要です[1]。日本肝臓学会は、肝疾患患者のための『肝疾患におけるサルコペニア判定基準』を発表しています[4]。

減塩

非代償性肝硬変の症例では、浮腫や腹水の貯留が患者さんの苦痛や日常生活動作（ADL）低下の原因となることがあります。食塩の過剰な摂取は、浮腫や腹水の増加につながる可能性があります。たんぱく質を摂取する際、肉や魚、あるいは豆腐などでも、調理で食塩を使用する場合があります。食塩の過剰な摂取を避けるような工夫が大切です。

食中毒、感染症予防

肝硬変の症例では、ビブリオ・バルニフィカス（*Vibrio vulnificus*）による食中毒、感染症の発生リスクが高いことが知られています[5]。刺身、生ガキといった生ものの摂取を控えるよう指導する必要があります。また、傷口から感染すると、軟部組織の壊死やガス壊

痍（細菌が筋肉などを分解し、メタンや二酸化炭素などのガスを発生させる）を引き起こし、急激に悪化することがあるといわれています。重症化すると致死率は 50 〜 70％と報告されています。生ものの摂取だけでなく、「海で素足で歩き、傷をつくる」といったことも感染のリスクになるそうです。

非アルコール性脂肪肝炎（NASH）の場合

脂肪肝で蓄積した中性脂肪などが酸化し、肝炎を発症した状態が、非アルコール性脂肪肝炎（NASH）です。やがて肝硬変となり、肝がんを発症することもあるといわれています。NASH では、肝臓に脂質が蓄積しないよう配慮することが重要です。肉を食べる際は脂の少ない部位を選ぶ、調理法も、揚げたり炒めたりするよりも、煮たり蒸したりするようにします。

鉄の摂取制限

C 型肝炎や NASH の症例では、肝臓に鉄が沈着し、肝機能の障害をさらに悪化させることが知られています。C 型肝炎では、ヘプシジンというペプチドが肝臓への鉄の沈着に関与しているといわれています。こうした症例では、鉄の摂取を制限することがあります。鉄を豊富に含んだ食品の摂取を控えるようにします。

便秘対策

便秘は血清アンモニア値を上昇させ、肝性脳症のリスクを高める可能性があります。ブリストルスケール 5 〜 6 のやわらかい便になるよう便性状を調整します。

引用・参考文献
1）　日本消化器病学会・日本肝臓学会編. 肝硬変診療ガイドライン 2020. 改訂第 3 版. 東京, 南江堂, 2020, 196p.
2）　Suzuki, K. et al. Japanese Nutritional Study Group for Liver Cirrhosis 2008. Guidelines on nutritional management in Japanese patients with liver cirrhosis from the perspective of preventing hepatocellular carcinoma. Hepatol. Res. 42（7）, 2012, 621-6.
3）　Hanai, T. et al. Late Evening Snack with Branched-Chain Amino Acids Supplementation Improves Survival in Patients with Cirrhosis. J. Clin. Med. 9（4）, 2020, 1013.
4）　日本肝臓学会. 日本肝臓学会が提唱するサルコペニアの判定基準（第 2 版）.（https://www.jsh.or.jp/lib/files/medical/guidelines/jsh_guidlines/sarcopenia_criterion_v2.pdf, 2023 年 11 月閲覧）.
5）　国立感染症研究所感染症情報センター. 疾患別情報：ビブリオ・バルニフィカス.（http://idsc.nih.go.jp/disease/vulnificus/vulnificus.html, 2023 年 11 月閲覧）.

4 褥瘡患者のたんぱく質摂取

1 褥瘡の治癒に、栄養管理は必須？

褥瘡には局所治療が大切

　褥瘡は、「身体に加わった外力が骨と皮膚表層の間の軟部組織の血流を低下、あるいは停止させ、この状況が一定時間持続されることによって生じた不可逆的な阻血性障害」[1] と定義されています。もっとも一般的な外力は、体重による圧迫です。そのほか、ずれ、摩擦なども褥瘡の原因となります。そのため褥瘡は、仙骨部、足外踝部、踵、大転子部などの骨突出部位に好発します。

　褥瘡の発症初期には発赤がみられます。やがて、水泡、びらんとなり、進行すると潰瘍を形成します。褥瘡の治療でもっとも大切なのは、創傷の処置（局所治療）です。処置が適切でないと、褥瘡の治癒は困難です。

褥瘡の治療で栄養管理の役割は？

　では、栄養管理はどうでしょう？　褥瘡の治癒に、栄養管理は必須なのでしょうか？　褥瘡治療における栄養管理の必要性に関しては、まだ十分なエビデンスがありません。ランダムな振り分けを行い（ランダム化比較試験；RCT）、年齢、性別などの背景をそろえて解析した研究が少ないからです。

　そうしたなかで、日本から世界に発信された多施設 RCT があります。Stage Ⅲ・Ⅳの褥瘡患者に対し、栄養摂取量を増加させた群では、治療開始 8 週目以降から有意に褥瘡の縮小が認められ、その効果は大きな褥瘡でより顕著だったと報告されています[2,3]。この研究では、エネルギー量、たんぱく質量ともに増加させているので、エネルギーが効果を発揮したのか、たんぱく質が効果を発揮したのかは不明です。

　日本褥瘡学会の『褥瘡予防・管理ガイドライン（第 5 版）』[4] では「褥瘡の治療に高エネルギー、高たんぱくの栄養補給を提案する」として、たんぱく質は少なくとも体重あたり 1.0g/ 日以上摂取することが推奨されています。しかし、エビデンスレベルは「2C」で「弱い推奨」、エビデンスの強さは「弱」です。海外の EPUAP/NPIAP の『褥瘡・創傷の予防・治療ガイドライン 2019』では、「低栄養、またはそのリスク状態の褥瘡患者には、

体重あたり 1.2 ～ 1.5g/ 日のたんぱく質を投与する」と記載され、エビデンスレベルは上から 2 番目の B1 です[5]。

2 褥瘡患者のたんぱく質摂取量の決めかた

低栄養の褥瘡患者に、どのくらいのたんぱく質を摂取してもらうべきなのでしょうか？日本のガイドラインでは少なくとも体重あたり 1.0g/ 日以上、海外のガイドラインでは体重あたり 1.2 ～ 1.5g/ 日が推奨されています。かなり幅がありますね。

褥瘡患者は高齢であることが少なくありません。さまざまな基礎疾患をもつ人もいます。褥瘡を発症したということは、活動量が低下しているということにもなります。できるだけ多くのたんぱく質を摂取してもらいたいのはやまやまでも、患者さん一人ひとりの腎機能や活動量などを評価して、個別にたんぱく質摂取量を決定することが重要です（第3章 2 ［76 ページ］参照）。

コラーゲンペプチド（加水分解物）が、コラーゲン合成を促進し、褥瘡の治癒率を改善することが報告されています[6]。アルギニンは、コラーゲン合成促進、インスリン様増殖因子（IGF-1）などの増殖因子の分泌、血流改善などの作用があるといわれています（第3章 6 ［92 ページ］参照）。また、ロイシンの代謝産物である β -ヒドロキシ - β - メチル酪酸（HMB）は、たんぱく質の合成を促進、体たんぱく質の分解を抑制するとともに、過剰な炎症反応を抑制するといわれています[7]。たんぱく質に加えて HMB を摂取することで、たんぱく質全体の量を抑え、腎臓への負担を減らすことができる可能性があります。

> 褥瘡の症例では、コラーゲンペプチド、アルギニン、HMB などを上手に使いこなそう！

3 褥瘡は予防が大切

褥瘡は、身体的、精神的な苦痛の原因となるとともに、毎日の処置など、大きな負担を伴います。長期臥床の患者さんや車いすを利用する患者さんでは、褥瘡の発症を予防することが大切です。

褥瘡の予防にも、栄養管理が重要であると考えられています。海外の施設入所者[8]や周術期患者[9]での研究で、経口摂取不良の症例は褥瘡の発症率が高いことが報告されています。日本の在宅高齢者では、低栄養は褥瘡発症における最大のリスク因子で、寝たきり、骨突出、糖尿病などよりも関連性が高いという報告もあります（表）[10]。栄養アセスメントを行って、低栄養を早期に発見し、栄養状態を改善していくことが大切です。

表 在宅高齢者の褥瘡発生のリスク因子（文献10を参考に作成）

	オッズ比	95% CI
低栄養	2.29	1.53 〜 3.44
ベッド上で寝たきり	1.91	1.14 〜 3.22
皮膚の蒸れ	1.66	1.08 〜 2.53
骨突出	1.43	0.95 〜 2.16
浮腫	1.28	0.86 〜 1.91
糖尿病	1.20	0.70 〜 2.05

　日本褥瘡学会の『褥瘡予防・管理ガイドライン（第4版）』[11]では、褥瘡の予防のために、「低栄養状態の患者に対して、高エネルギー、高たんぱく質のサプリメントによる補給を行うことがすすめられる」と記載され、経口補助食品（ONS）の使用が推奨されています。急性期病棟に入院した高齢者に対し、高たんぱく質のONS 200kcalを1日2回、15日間使用したRCTでは、褥瘡発症率が有意に低下したと報告されています[12]。大腿骨頸部骨折の患者さんに対して、たんぱく質、アルギニン、亜鉛、抗酸化ビタミンなどを強化したONSを使用したRCTでは、ステージⅡの褥瘡の発症率が低下し、褥瘡発症までの期間も延長しました[13]。

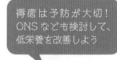

褥瘡は予防が大切！
ONSなども検討して、
低栄養を改善しよう

引用・参考文献

1) 日本褥瘡学会用語集検討委員会．日本褥瘡学会で使用する用語の定義・解説：用語集検討委員会報告1．日本褥瘡学会誌．9（2），2007，228-31．
2) Ohura, T. et al. Evaluation of effects of nutrition intervention on healing of pressure ulcers and nutritional states (randomized controlled trial). Wound Repair Regen. 19（3），2011，330-6.
3) 大浦武彦ほか．褥瘡を有する患者に対する栄養介入の影響：創面サイズの治癒速度と栄養．日本老年医学会雑誌．50（3），2013，377-83．
4) 日本褥瘡学会編．褥瘡予防・管理ガイドライン．第5版．東京，照林社，2022，112p．
5) European Pressure Ulcer Advisory Panel, National Pressure Injury Advisory Panel and Pan Pacific Pressure Injury Alliance. Prevention and Treatment of Pressure Ulcers/Injuries : Quick Reference Guide 2019.（https://static1.squarespace.com/static/6479484083027f25a6246fcb/t/647dc6c178b260694b5c9365/1685964483662/Quick_Reference_Guide-10Mar2019.pdf，2023年11月閲覧）．
6) Lee, SK. et al. Pressure ulcer healing with a concentrated, fortified, collagen protein hydrolysate supplement : a randomized controlled trial. Adv. Skin Wound Care. 19（2），2006，92-6.
7) Williams, JZ. et al. Effect of a specialized amino acid mixture on human collagen deposition. Ann. Surg. 236（3），2002，369-74 ; discussion 374-5.
8) Horn, SD. et al. The National Pressure Ulcer Long-Term Care Study : pressure ulcer development in long-term care residents. J. Am. Geriatr. Soc. 52（3），2004，359-67.
9) Lindgren, M. et al. Pressure ulcer risk factors in patients undergoing surgery. J. Adv. Nurs. 50（6），2005，605-12.
10) Iizaka, S. et al. The impact of malnutrition and nutrition-related factors on the development and severity of pressure ulcers in older patients receiving home care. Clin. Nutr. 29（1），2010，47-53.
11) 日本褥瘡学会．褥瘡予防・管理ガイドライン（第4版）．日本褥瘡学会誌．17（4），2015，487-557．

12) Bourdel-Marchasson, I. et al. A multi-center trial of the effects of oral nutritional supplementation in critically ill older inpatients. GAGE Group. Groupe Aquitain Geriatrique d'Evaluation. Nutrition. 16 (1), 2000, 1-5.
13) Houwing, RH. et al. A randomised, double-blind assessment of the effect of nutritional supplementation on the prevention of pressure ulcers in hip-fracture patients. Clin. Nutr. 22 (4), 2003, 401-5.
14) Sato, K. et al. Collagen-Derived Di-Peptide, Prolylhydroxyproline (Pro-Hyp) : A New Low Molecular Weight Growth-Initiating Factor for Specific Fibroblasts Associated With Wound Healing. Front. Cell Dev. Biol. 8, 2020, 548975.

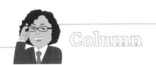

Column

コラーゲンペプチドがコラーゲン合成を促進するワケ

　コラーゲンを加水分解したものがコラーゲンペプチドです。コラーゲンからつくられるものなので、コラーゲンの材料になるのでは? と思っていたら、それは間違いだそうです。コラーゲンペプチドに含まれる Pro-Hyp (プロリルヒドロキシプロリン) というジペプチドが、間葉系幹細胞から p75NTR 陽性線維芽細胞を分化・増殖させ、創傷治癒を促進するのではないかと考えられています[14] (図)。

　コラーゲンペプチドは、皮膚の弾性や水分量を増加させ、しわやシミを防ぐほか、毛髪の量や太さも改善する作用があるといわれています。豚足 (テビチ)、もつ煮込み、牛すじなどの「コラーゲンでお肌スベスベ」といったキャッチコピー、以前はあまり信用していませんでしたが、コラーゲンペプチドが皮膚をよみがえらせるメカニズムが解明されてくると、「お肌スベスベ」もまんざらウソではなかったのかもと思ってしまいます。

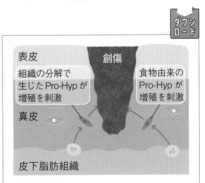

図 Pro-Hyp が創傷の治癒を促進する

5 重症患者のたんぱく質摂取

1 重症患者はどのくらいたんぱく質・アミノ酸を摂取すべき？

エビデンスはまだ確立されていない？

　侵襲の大きい手術や多発外傷、熱傷などの治療を継続するために集中治療室（ICU）に入院する重症患者では、創傷治癒、免疫機能の維持、筋肉の維持のため、たんぱく質の不足を防ぐことがとても重要だと考えられています。重症患者の場合、高血糖を防ぐため、エネルギー量はやや少なめにしても、たんぱく質は摂取できるよう配慮した栄養管理を行います。しかし、実際の症例で、たんぱく質を強化した管理を行い、有意に予後が改善したという報告はまだ少なく、エビデンスとしては確立されていないのが現状です。

ガイドラインではどうなっている？

　人工呼吸器を装着した症例を対象とした前向き観察研究では、たんぱく質を1日体重あたり1.3g摂取した群は、28日後の死亡率が低下しました[1]。しかし、より多くのたんぱく質・アミノ酸を摂取しても、死亡率に差はみられなかったという報告もあります[2]。

　米国静脈経腸栄養学会（ASPEN）の2016年のガイドラインでは、1日体重あたり1.2〜2.0gのたんぱく質・アミノ酸を摂取することが弱く推奨されました[3]。また、たんぱく質・アミノ酸の摂取量を評価する際、血清アルブミンやトランスサイレチン（プレアルブミン）、トランスフェリン、レチノール結合たんぱくなどのrapid turnover protein（RTP）などの値は参考にはならないと記載されています。窒素バランスやNPC/N比（非たんぱく質エネルギー量／窒素量比）から、摂取すべきたんぱく質摂取量を計算する方法もあります（図）。2016年に発表された日本集中治療医学会による『日本版重症患者の栄養療法ガイドライン』でも、ASPENのガイドラインにならって、1日体重あたり1.2〜2.0gのたんぱく質・アミノ酸を摂取することが弱く推奨されました[4]。

　ASPENのガイドラインが発表されたあとも、現在に至るまで、1日体重あたり1.3gを超えるたんぱく質・アミノ酸を摂取しても、予後が改善されるという研究はほとんどなく、2023年に発表された多施設RCT（EFFORT Protein）では、高用量のたんぱく質・アミ

●窒素バランス

$$窒素バランス（g）= \frac{たんぱく質摂取（g）}{6.25} -（尿中尿素窒素排泄量［g/日］× 5/4）$$

●NPC/N 比

$$NPC/N 比 = \frac{（糖質摂取［g］× 4）+（脂質摂取［g］× 9）kcal}{たんぱく質摂取（g）÷ 6.25}$$

図 窒素バランスと NPC/N 比

ノ酸の投与は、生存率の有意な改善が認められなかったばかりか、急性腎障害（AKI）や重度の多臓器不全の症例では死亡率の上昇につながることも危惧されました[5]。また、栄養投与開始当初から体重あたり 0.8g/ 日以上のたんぱく質・アミノ酸を摂取した群よりも、開始当初は 0.8g/ 日未満の少なめの量で開始し、3 日目以降に 0.8 ～ 1.2g/ 日に変更した群のほうが生存率が高かったという報告[6]もあり、ヨーロッパ臨床栄養代謝学会（ESPEN）のガイドライン[7]では、1 日体重あたり 1.3g を上限として、徐々にたんぱく質・アミノ酸の摂取量を増やすことが推奨されました。

2 実際には、それほどたんぱく質・アミノ酸を摂取できていない？

　日本の重症患者の調査結果では、ICU 入室 3 日目のたんぱく質・アミノ酸摂取量は体重あたり 0.2g、7 日目は 0.4g、ICU から一般病棟などに転出するときは 0.3g で、さまざまなガイドラインとはかけ離れた現状が浮き彫りになりました[8]。

　ガイドラインを現場にあてはめられないことには、さまざまな要因があると思います。重症の症例では、救命のための治療、処置が最優先で、バイタルサインなどがある程度安定しないと、積極的な栄養管理が行えないということもあるかもしれません。重症の症例の治療では、医師の考えが方針決定に大きな影響力をもつため、医師が同意しないと、積極的な栄養管理を行うことがむずかしいという背景もあるかもしれません。ICU に入室した当初は、たんぱく質・アミノ酸の摂取を控えていたところ、そのまま増量するタイミングがないまま転出となってしまったということもあるかもしれません。

　『日本版敗血症診療ガイドライン 2020』[9]では、高用量のたんぱく質・アミノ酸の投与は、望ましい効果はわずかで、実際の集中治療で行えていないことが多いという理由で、「敗血症患者に対して、急性期に体重あたり 1g/ 日未満のたんぱく質・アミノ酸を投与することを弱く推奨する」と記載されています。

3 さまざまな病態の重症症例に対応する必要が

　慢性腎臓病（CKD）ではたんぱく質摂取量を制限しますが（第3章2［76ページ］参照）、AKIの症例では、たんぱく質摂取の制限は必要ないと考えられています。かつて、ASPENのガイドラインでは、AKIの症例では1.2〜2.0g/kg/日のたんぱく質を摂取し、持続的血液濾過透析（CHDF）などの持続的腎機能代替療法（CRRT）を施行する場合には、さらに増量し、最大2.5g/kg/日のたんぱく質を摂取することを弱く推奨していました[3]。しかし前述のように、多施設RCT（EFFORT Protein）で、高用量のたんぱく質・アミノ酸の投与がAKIの症例では死亡率の上昇につながることも危惧されたため[5]、今後見直される可能性があります。日本腎臓学会、日本集中治療医学会などによる『AKI（急性腎障害）診療ガイドライン』では、透析を必要とせず異化亢進状態であるAKI患者では0.8〜1.0g/kg/日のたんぱく質を、CRRTを行い異化亢進状態にある患者さんでは最高1.7g/kg/日のたんぱく質を、可能であれば消化管経由で与えることが望ましいと記載されています[10]。

　腹部の外傷で、腹腔内臓器の浮腫により閉腹が困難となることがあります。こうした状態を「腹部コンパートメント症候群」といい、無理に閉腹せず、開腹したまま創の管理を行うことがあります（open abdominal management；OAM）。腹腔内からは多量の滲出液が排出されます。滲出液にはたんぱく質が多く含まれているため、ASPENのガイドラインでは、滲出液1Lあたり15〜30gのたんぱく質摂取を追加することが推奨されています[3]。

　もともと肥満だった人が、外傷や重症疾患などで集中治療を受ける場合、「肥満なので、栄養状態は問題ない。むしろ、栄養摂取を控えたほうがよい」と思われがちですが、実際は違います。肥満の症例では、集中治療中に低栄養となり、筋肉量が減少することがあるといわれています。ASPENのガイドラインでは、BMIが30〜40kg/m^{2}の症例は理想体重1kgあたり2.0g/日、BMIが40kg/m^{2}以上の患者さんの場合は理想体重1kgあたり2.5g/日のたんぱく質摂取を目標とすると記載されています[3]。

4 経腸栄養を行う重症患者でたんぱく質を増やしたいとき

　重症患者で、1.2〜2.0g/kg/日のたんぱく質摂取を目標にする場合を想定してみましょう。通常使用されている経腸栄養剤は、100kcalあたりにたんぱく質は3.5〜5.0g程度配合されています。体重50kgの人で、たんぱく質を2.0g/kg/日摂取しようとすると、1日の摂取量は100gです。100kcalあたりたんぱく質を5.0g配合された経腸栄養剤を使用

し、100g のたんぱく質を摂取すると、エネルギー量は 2,000kcal となってしまいます。水分も 1,600mL ほどです。このレシピでは、高血糖や心不全などを発症する危険性があります。こうした問題を解決するために、乳清（ホエイ）ペプチドなどを中心に、たんぱく質を 100kcal あたり 9g 程度配合した栄養剤も販売されています。

　重症患者では、経腸栄養と静脈栄養を併用していることも少なくありません。アミノ酸を配合した輸液と合計して、目標のたんぱく質・アミノ酸量を摂取できるように調整していくのも一つの方法です。

引用・参考文献

1) Weijs, PJ. et al. Optimal protein and energy nutrition decreases mortality in mechanically ventilated, critically ill patients : a prospective observational cohort study. JPEN J. Parenter. Enteral Nutr. 36 (1), 2012, 60-8.
2) Heyland, DK. et al. Should We Prescribe More Protein to Critically Ill Patients? Nutrients. 10 (4), 2018, 462.
3) McClave, SA. et al. Society of Critical Care Medicine ; American Society for Parenteral and Enteral Nutrition. Guidelines for the Provision and Assessment of Nutrition Support Therapy in the Adult Critically Ill Patient : Society of Critical Care Medicine (SCCM) and American Society for Parenteral and Enteral Nutrition (A.S.P.E.N.). JPEN J. Parenter. Enteral Nutr. 40 (2), 2016, 159-211.
4) 日本集中治療医学会重症患者の栄養管理ガイドライン作成委員会. 日本版重症患者の栄養療法ガイドライン. 日本集中治療医学会雑誌. 23 (2), 2016, 185-281.
5) Heyland, DK. et al. EFFORT Protein Trial team. The effect of higher protein dosing in critically ill patients with high nutritional risk (EFFORT Protein) : an international, multicentre, pragmatic, registry-based randomised trial. Lancet. 401 (10376), 2023, 568-76.
6) Koekkoek, WACK. et al. Timing of PROTein INtake and clinical outcomes of adult critically ill patients on prolonged mechanical VENTilation : The PROTINVENT retrospective study. Clin. Nutr. 38 (2), 2019, 883-90.
7) Singer, P. et al. ESPEN practical and partially revised guideline : Clinical nutrition in the intensive care unit. Clin. Nutr. 42 (9), 2023, 1671-89.
8) Yatabe, T. et al. Influence of Nutritional Management and Rehabilitation on Physical Outcome in Japanese Intensive Care Unit Patients : A Multicenter Observational Study. Ann. Nutr. Metab. 74 (1), 2019, 35-43.
9) 日本集中治療医学会. 日本版敗血症診療ガイドライン 2020. 日本集中治療医学会雑誌. 28 (Suppl), 2021, S1-S411.
10) AKI（急性腎障害）診療ガイドライン作成委員会. AKI（急性腎障害）診療ガイドライン 2016. 日本腎臓学会誌. 59 (4), 2017, 419-533.

6 分岐鎖アミノ酸（BCAA）の はたらき

1 BCAA とは

　ドラッグストアやスーパーマーケットなどで、分岐鎖アミノ酸（BCAA）を含有した食品が市販されているのをみかけると思います。BCAA にはどんな機能があるのでしょうか？

　ヒトは、9種の必須アミノ酸を体内で合成できないため、外部から摂取したり、オートファジーによるリサイクルを行っていることは第2章1（42ページ）で解説しました。必須アミノ酸のなかでもとくに注目されているのが BCAA です。BCAA には、ロイシン、イソロイシン、バリンの3種類があります（図1）。ここでは、BCAA の機能について解説します。

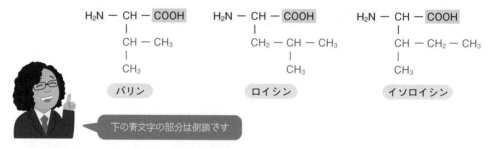

$$H_2N - CH - COOH$$
$$CH - CH_3$$
$$CH_3$$
バリン

$$H_2N - CH - COOH$$
$$CH_2 - CH - CH_3$$
$$CH_3$$
ロイシン

$$H_2N - CH - COOH$$
$$CH - CH_2 - CH_3$$
$$CH_3$$
イソロイシン

下の青文字の部分は側鎖です

図1 分岐鎖アミノ酸（BCAA）

2 ロイシン

　BCAA のなかでも、近年とくに注目を集めているのがロイシンです。ロイシンは、mTOR という細胞内シグナル伝達系を介して、たんぱく質の合成を開始させるはたらきがあります（96ページコラム参照）。ロイシンの代謝産物である β- ヒドロキシ -β- メチル酪酸（HMB）（図2）にも、mTOR を介して筋たんぱく合成を促進する作用があり、その作用はロイシンよりも強力だといわれています（図3）。HMB はアミノ基を含まないため、腎機能の低下した人でも窒素の過剰摂取（窒素負荷）による血中尿素窒素（BUN）の上昇

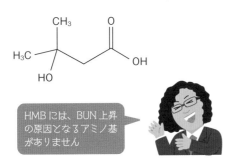

図2 ロイシンの代謝産物 HMB

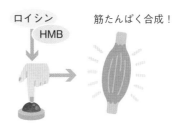

ロイシン
HMB

筋たんぱく合成！

図3 ロイシンや HMB は、たんぱく合成の
スイッチを入れる

を引き起こすリスクが低いと考えられます。

DNA からの転写を制御するたんぱく質である Fos、jun、myc、CREB などには、7 アミノ酸ごとにロイシンがくり返し配置される特殊な構造があり、「ロイシンジッパー」とよばれています（図4）。コイル構造のたんぱく質からロイシンの側鎖が突き出して、突き出した部分同志が結合したり離れたりして、まるでズボンのファスナーのように開閉することで、DNA からの転写を制御していると考えられています。

ロイシンは、卵や牛乳などに多く含まれています。卵 1 個にはロイシンが約 0.5g、牛乳 100mL にはロイシンが約 0.3g 含まれています。

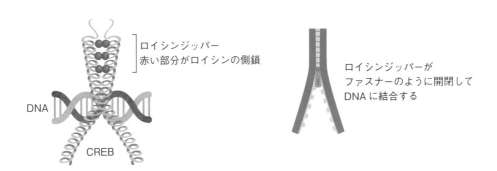

図4 CREB たんぱく質のロイシンジッパー

3 イソロイシン

イソロイシンには、ほかの BCAA とは異なり、ブドウ糖の代謝をコントロールする機能があることが、日本での研究であきらかにされています。吉澤らは、イソロイシンが肝臓でのブドウ糖産生（糖新生）を抑制し、骨格筋へのブドウ糖の取り込みを促進し、血糖を低下させる作用があることを報告しました[1]。骨格筋に取り込まれたブドウ糖は速やかに分解され、エネルギー代謝も改善しました（図5）[1]。こうした機能をいかして、イソロイ

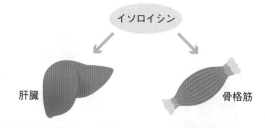

イソロイシン

肝臓
ブドウ糖産生（糖新生）の抑制

骨格筋
骨格筋へのブドウ糖取り込みの促進
ブドウ糖の分解促進
エネルギー代謝改善

図5 イソロイシンによるブドウ糖代謝のコントロール（文献 1 を参考に作成）

シンを配合し、糖尿病患者などで血糖の上昇を抑制する経腸栄養剤が開発されたこともありました。

 4 BCAA の肝硬変症例での効果

　たんぱく質合成は肝臓で行われます。肝細胞が減少し、肝臓の線維化が進行している肝硬変の症例では、体内で必要なたんぱく質合成が不足し、膠質浸透圧（第 1 章 2 ［15 ページ］参照）の低下により、浮腫（むくみ）や腹水などが認められることがあります。たんぱく質合成の不足が、全身倦怠感、食欲低下などの症状の原因となることもあります。また、肝硬変の症例では、アンモニアの解毒のために BCAA が利用され、血液中の BCAA が減少していることが知られています。これを「アミノ酸インバランス」といいます。アミノ酸インバランスの目安として使われるのが、芳香族アミノ酸（AAA）との比、Fisher 比です（図6）。

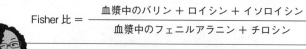

$$Fisher\ 比 = \frac{血漿中のバリン + ロイシン + イソロイシン}{血漿中のフェニルアラニン + チロシン}$$

Fisher 比とは、血漿中の分岐鎖アミノ酸と芳香族アミノ酸のモル比です！

図6 Fisher 比の計算式

　BCAA は、肝硬変によるたんぱく質合成の低下、アミノ酸インバランスを改善する目的で薬剤としても使用され、国内外の学会のガイドラインでも推奨されています[2]。進行した肝硬変の症例に BCAA を投与することで、血清アルブミン値が改善し、死亡を含む合併症の発生率が低下、生存率が改善することが報告されています（図7）[3]。

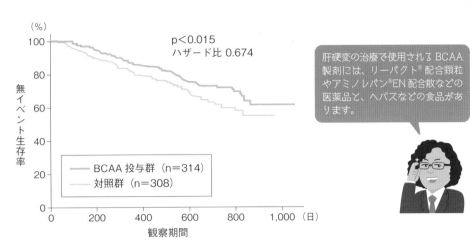

図7 肝硬変症例での BCAA の効果（文献3より）

5 BCAA のサルコペニア、フレイルなどへの効果

　高齢者のサルコペニア、フレイルが問題となっていることは第3章1（66 ページ）で解説しました。「栄養とサルコペニア」「栄養とフレイル」というキーワードで論文を検索すると、該当する論文数は年々増加傾向にあります（図8）[4]。

　ロイシンや HMB は、サルコペニアの進行防止、フレイルの改善などの分野にも応用され、その効果を示すエビデンスが少しずつ報告されています。HMB を摂取した高齢者は、上肢、下肢の筋力が増加することが、複数の研究を集計したメタ解析でも報告されまし

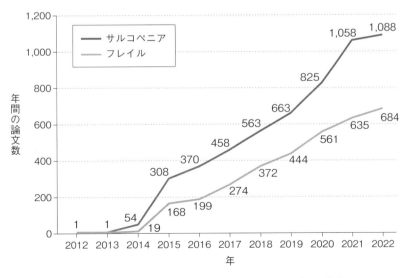

図8 栄養とサルコペニア、フレイルに関連する論文数の推移（文献4より）

た[5]。リハビリテーションを行うために入院している症例に、乳清たんぱく質、ロイシン、ビタミン D を配合した補助食品を摂取してもらったランダム化試験（RCT）では、骨格筋量の有意な増加は認めませんでしたが、握力、いす立ち上がりテスト、Time Up and Go（TUG）などが有意に改善しました[6]。

しかしその一方で、運動やビタミン D の補充を行わず、ロイシンを摂取するのみでは、

mTOR って何？

mTOR（mammalian target of rapamycin）を直訳すると、「哺乳類に存在するラパマイシンが作用するたんぱく質」となります。ラパマイシン?? 余計にわからなくなったという人もいるかもしれません。

ラパマイシンは、抗菌薬であるマクロライドの 1 種で、カビの仲間、真菌の増殖を抑制する作用がある物質として発見されました。抗菌薬ハンターの学者が、1970 年代にイースター島（モアイのある島）の土壌中の菌から分離したそうです。当初は抗

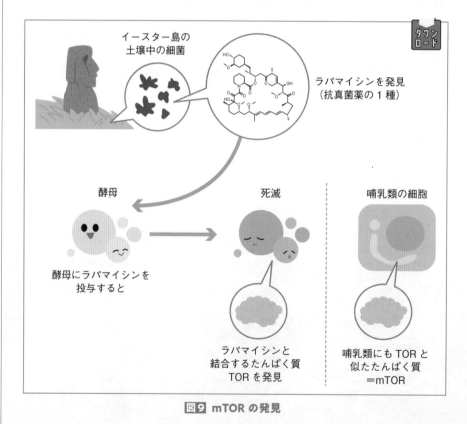

図9 mTOR の発見

骨格筋量の増加や筋力の増加が認められないという報告もみられます[7]。とくに、肥満を合併したサルコペニアの高齢者では、運動は筋力や身体機能の改善に効果があったものの、たんぱく質やBCAAなどの栄養サポートを追加するメリットはほとんど認められなかったと報告されています[8]。「BCAAを摂取してさえいれば……」といった感覚で、ラクをして元気になるということはむずかしいようです。今後は、BCAAの機能を上手に生かす

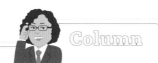

Column

菌薬として研究が行われ、酵母のなかに、ラパマイシンが結合することによって作用が阻害されるたんぱく質（TOR）があることが発見されました。これと似たようなたんぱく質が哺乳類にも存在することがわかり、「mTOR」と命名されたのです（図9）。

ちなみに、ラパマイシンには細胞の増殖を抑制する作用があることがわかり、心筋梗塞の治療に用いられる薬剤溶出性ステントや、リンパ管腫の治療薬、免疫抑制薬などとして使用されるようになりました。

mTORはいくつかのたんぱく質と結合し、複合体（mTOR complex）を形成しています。複合体に含まれるたんぱく質の種類によって、mTOR複合体1（mTORC1）とmTOR複合体2（mTORC2）の2種類があります（図10）。mTORC1は、リボゾームを生成し、たんぱく質の合成を促進します。また、オートファジーを抑制し、たんぱく質の分解も抑制します。mTORC2は、細胞の増殖を促進したり、細胞の形態維持、移動やさまざまな機能に必要な細胞骨格の制御を行います。

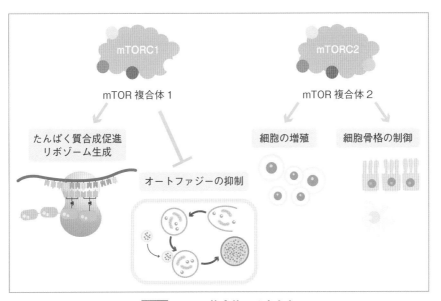

図10 mTOR複合体のはたらき

ために、運動などもしっかり併用する工夫が必要となりそうです。

引用・参考文献

1) 吉澤史昭. イソロイシンの糖代謝調節作用と臨床応用の可能性. 生化学. 86（3）, 2014, 345-51.
2) 日本消化器病学会・日本肝臓学会編. 肝硬変診療ガイドライン 2020. 改訂第 3 版. 東京, 南江堂, 2020, 196p.
3) Muto, Y. et al. Long-Term Survival Study Group. Effects of oral branched-chain amino acid granules on event-free survival in patients with liver cirrhosis. Clin. Gastroenterol. Hepatol. 3（7）, 2005, 705-13.
4) Yoshida, S. et al. Can Nutrition Contribute to a Reduction in Sarcopenia, Frailty, and Comorbidities in a Super-Aged Society? Nutrients. 15（13）, 2023, 2991.
5) Lin, Z. et al. Effect of β-hydroxy-β-methylbutyrate（HMB）on the Muscle Strength in the Elderly Population : A Meta-Analysis. Front. Nutr. 9, 2022, 914866.
6) Rondanelli, M. et al. Improving rehabilitation in sarcopenia : a randomized-controlled trial utilizing a muscle-targeted food for special medical purposes. J. Cachexia Sarcopenia Muscle. 11（6）, 2020, 1535-47.
7) Conde Maldonado, E. et al. Effect of supplementation with leucine alone, with other nutrients or with physical exercise in older people with sarcopenia : a systematic review. Endocrinol. Diabetes Nutr（Engl. Ed.）. 69（8）, 2022, 601-13.
8) Yin, YH. et al. Effectiveness of non-pharmacological interventions on the management of sarcopenic obesity : A systematic review and meta-analysis. Exp. Gerontol. 135, 2020, 110937.

7 アルギニンのはたらき

1 アルギニンは「条件つき必須アミノ酸」

アルギニンは、成人では体内で合成されるため、必須アミノ酸ではありません。しかし、褥瘡、2型糖尿病などさまざまな疾患で体内で不足となり、食事などによって摂取することが必要になります。そのため、「条件つき必須アミノ酸」といいます。小児では、体内での合成のみでは不足するため、必須アミノ酸です。

アルギニンには、コラーゲン合成促進、増殖因子の分泌、免疫の活性化、虚血・再灌流障害の軽減、一酸化窒素（NO）の産生といった多様な作用があります。

2 NO はアルギニンからつくられる

NO は、アルギニンから NO シンセターゼによって生成される血管拡張物質です。NO 産生が障害されると、血管内皮の機能が低下し、生活習慣病のリスクが高まると考えられています。慢性腎臓病（CKD）において、NO は輸出細動脈を拡張し、腎の血管抵抗を低下させ、腎血流量を増やし、輸入細動脈の過度の収縮を抑制し、糸球体内圧を低下させると考えられています[1]。

さまざまなたんぱく質に組み込まれたアルギニンは、生体機能調整のためメチル化されます。たんぱく質が分解されて生じるメチル化されたアルギニン、とくに、非対称性ジメチルアルギニン（ADMA）は、NO シンセターゼの作用を競合阻害します（図1）[2]。

CKD、糖尿病、動脈硬化症、心不全、脳梗塞、気管支ぜんそく、慢性閉塞性肺疾患（COPD）などの症例で、ADMA の蓄積が報告されています。日本人の高齢女性で、ADMA が蓄積していた群は、サルコペニアの有病率が高かったという報告もあります[3]。ADMA が蓄積した場合には、アルギニンを多く摂取することによって、NO シンセターゼの作用を回復できると考えられています[4~6]。こうした特徴が、条件つき必須アミノ酸となるゆえんなのかもしれません。

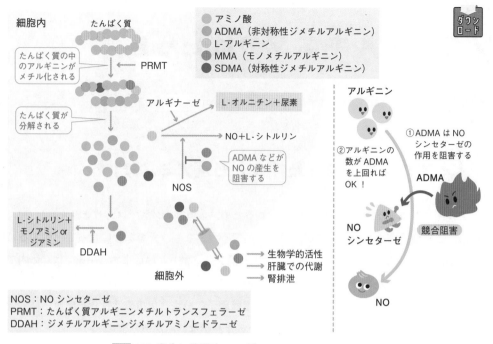

NOS：NO シンセターゼ
PRMT：たんばく質アルギニンメチルトランスフェラーゼ
DDAH：ジメチルアルギニンジメチルアミノヒドラーゼ

図1 NO 産生に重要なアルギニン（文献 2 を参考に作成）

3　アルギニンは 2 型糖尿病の血糖コントロールを改善する？

　意外に知られていませんが、アルギニンはインスリン抵抗性を改善し、2 型糖尿病患者の血糖コントロールを改善することが知られています。2006 年に発表された論文に、アルギニンを摂取した群は、対照群に比較して早期に血糖が安定し、血糖変動の幅も小さいことが報告されています（**図2**）[7]。2020 年には、こうした研究をまとめたシステマティック・レビューも行われ、メタ解析で、空腹時血糖を有意に低下させることが報告されました（**図3**）[8]。

4　アルギニンは成長ホルモン分泌を促進する？

　インターネットなどで、「アルギニンは成長ホルモン分泌を促進するので、筋肉が増える」などと書かれているのをご覧になったことはありませんか？ はたして、これは本当なのでしょうか？ アルギニンは成長ホルモン分泌を促進するだけでなく、NO を産生し、血管を拡張させ、血流を増加させるので、筋トレの効果を増強するとも書かれています。

　アルギニンは、インスリン、グルカゴン、レボドパ（L-DOPA）、クロニジン、成長ホル

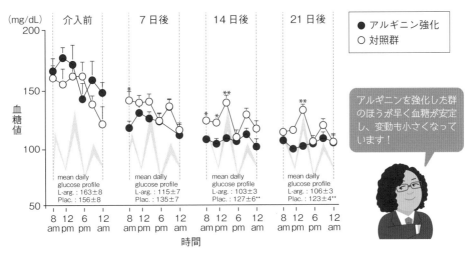

図2 アルギニンがインスリン抵抗性に与える影響（文献7を参考に作成）

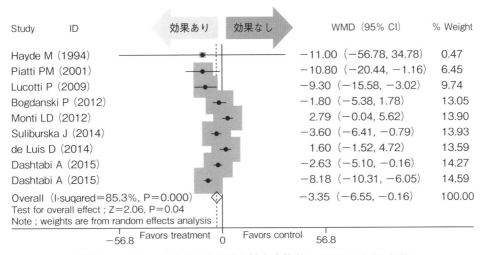

図3 アルギニンの強化は空腹時血糖を改善する（文献8を参考に作成）

モン放出ペプチド-2（GHRP-2）とともに、成長ホルモン分泌刺激試験に使用されています。これは、低身長の人で、成長ホルモンの分泌量が低下しているかを調べる検査法です。アルギニンを投与すると、成長ホルモン分泌が促進されるのは事実のようです。しかし、注意が必要なのは投与量です。成長ホルモン分泌刺激試験では、アルギニンを体重あたり0.5g（体重30kgの場合は15g）、30分で点滴静注します。これは、通常の食事1食で摂取する量の10倍近い量で、アルギニンが強化された補助食品6本くらいを15分以内に一気に飲み干す勢いです。

　毎日継続可能な量のアルギニンを摂取することで筋肉が増えるのかどうかについては、

現在のところさまざまな意見があり、科学的なエビデンスはないようです。しかし、調べてみると、筋トレ（レジスタンストレーニング）の前に毎日 5g のアルギニン摂取を 6 ヵ月間継続すると、アルギニンを摂取しなかった群に比較し、有意に筋肉が増加したという

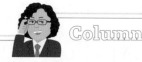

血管は内側が大切

　血管壁は、「内膜」「中膜」「外膜」の 3 層構造になっています（**図4-A**）。血管壁のもっとも内側、血液とふれるところに、内皮細胞という細胞があります。内皮細胞は単層で、血管内を満遍なく覆っています。内皮細胞が血管壁を覆うことで、血液が凝固することなく、赤血球、白血球などの細胞もスルスルと流れ、体内に酸素や栄養素などが供給されます。いってみれば、コーティング技術のようなものです。

　血圧の上昇やストレスなど、なんらかの原因で内皮細胞が障害されると、内皮下に、LDL コレステロールが沈着します。LDL コレステロールは酸化され、マクロファージに貪食されます。LDL コレステロールを多量に貪食し、機能が低下したマクロファージは、泡沫細胞として内皮下に蓄積します。これがアテローム性動脈硬化の原因、動脈内プラークです（**図4-B**）。

　アテローム性動脈硬化は、脳梗塞や狭心症、心筋梗塞の原因となります。シニアになっても元気で、活動的であるためには、血管の内側、内皮細胞をいい状態に保つことが重要です。

　血管内皮細胞の機能を測定する方法の一つが血流依存性血管拡張反応（FMD）です。前腕を 5 分間駆血した後に開放すると、血流の再開とともに内皮細胞から産生された NO が放出され、血管が拡張します。この反応を超音波を用いた測定機器で測定することによって、血管内皮細胞の機能を調べることができます（参考：UNEX corporation. FMD とは. https://unex.co.jp/fmd.html）。

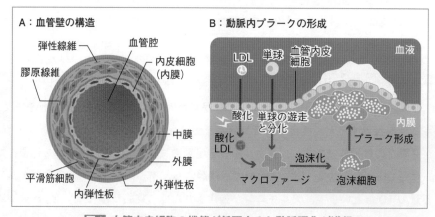

A：血管壁の構造

弾性線維　血管腔　内皮細胞（内膜）　膠原線維　中膜　外膜　平滑筋細胞　内弾性板　外弾性板

B：動脈内プラークの形成

LDL　単球　血管内皮細胞　血液　酸化　単球の遊走と分化　内膜　酸化LDL　マクロファージ　泡沫化　泡沫細胞　プラーク形成

図4 血管内皮細胞の機能が低下すると動脈硬化が進行

研究がありました[9]。成長ホルモン分泌促進が効くのか、NO 産生が効くのかは不明ですが、アルギニン摂取で筋肉が増える可能性があるのは否定できないようです。アルギニン摂取が身体機能を改善させたというメタ解析結果もあり[10]、これからの研究が楽しみです。ちなみに余談ですが、アルギニンを仔羊に摂取させると、mTOR（第3章6［92 ページ］参照）が活性化され、筋たんぱく質の合成を抑制するミオスタチンという物質が抑制され、肉の重量が増加、肉の風味も改善したそうです[11]。

引用・参考文献

1) Tarumoto, T. et al. L-arginine administration reverses anemia associated with renal disease. Int. J. Hematol. 86 (2), 2007, 126-9.
2) Zakrzewicz, D. et al. From arginine methylation to ADMA : A novel mechanism with therapeutic potential in chronic lung diseases. BMC Pulm. Med. 9, 2009, 5.
3) Yokoro, M. et al. Association between asymmetric dimethylarginine and sarcopenia in community-dwelling older women. Sci. Rep. 13 (1), 2023, 5510.
4) Gambardella, J. et al. Arginine and Endothelial Function. Biomedicines. 8 (8), 2020, 277.
5) 吉田貞夫. 褥瘡の栄養管理. 臨床栄養. 135 (4), 2019, 466-71.
6) da Silva, DVT. et al. A Critical Review on Vasoactive Nutrients for the Management of Endothelial Dysfunction and Arterial Stiffness in Individuals under Cardiovascular Risk. Nutrients. 15 (11), 2023, 2618.
7) Lucotti, P. et al. Beneficial effects of a long-term oral L-arginine treatment added to a hypocaloric diet and exercise training program in obese, insulin-resistant type 2 diabetic patients. Am. J. Physiol. Endocrinol. Metab. 291 (5), 2006, E906-12.
8) Yousefi Rad, E. et al. Effects of l-arginine supplementation on glycemic profile : Evidence from a systematic review and meta-analysis of clinical trials. J. Integr. Med. 18 (4), 2020, 284-91.
9) Busnatu, SS. et al. Oral Arginine Supplementation in Healthy Individuals Performing Regular Resistance Training. Healthcare (Basel). 11 (2), 2023, 182.
10) Viribay, A. et al. Effects of Arginine Supplementation on Athletic Performance Based on Energy Metabolism : A Systematic Review and Meta-Analysis. Nutrients. 12 (5), 2020, 1300.
11) Dou, L. et al. Effect of dietary arginine supplementation on protein synthesis, meat quality and flavor in growing lambs. Meat Sci. 204, 2023, 109291.

8 免疫とアミノ酸の知られざる関係

　免疫に関連するアミノ酸の代表は、アルギニンとグルタミンです。これらが免疫に与える影響については、まだわからないことも多いようですが、できるだけ新しい情報をご紹介します。

1 アルギニン

アルギニンは免疫能を賦活する？

　アルギニンは、一酸化窒素（NO）産生に利用されるほか、成長ホルモンやインスリンなど種々のホルモンの分泌を促進します（第3章7［99ページ］参照）。こうしたはたらきから、免疫を担当するTリンパ球の分化・成熟を促し、免疫能を賦活するのではないかと考えられています。重度の感染症を発症すると、NO産生が増加し、アルギニンを分解するアルギナーゼの活性も上昇するため、アルギニンの需要は増加します。また、アルギニンは、コラーゲン合成を促進し、NOのはたらきにより末梢血管の血流を改善させるため、創傷治癒を早め（第3章4［84ページ］参照）、術後の感染症のリスクを低下させる可能性があると考えられます。

重症の感染症ではアルギニンはNG？

　しかし、腹膜炎や敗血症のような重篤な感染症の場合、複雑な免疫機構が関与するため、アルギニンによる好ましい効果が望めないこともあります。腹膜炎を発症させたビーグル犬にアルギニンを投与すると、産生されたNOにより血管が拡張し、血圧が低下、死亡率が上昇しました [1]。敗血症の症例にアルギニンを配合した経腸栄養剤を投与した研究では、重症化と死亡率の増加が認められたため、研究が中止されました [2]。重症患者にアルギニンを配合した経腸栄養剤を投与した研究のメタ解析では、感染症の発症率、生存率などに改善が認められませんでした [3]。

　2002年の米国静脈経腸栄養学会（ASPEN）のガイドラインでは、敗血症などの重度の侵襲を伴う感染症では、アルギニンを配合した栄養剤は、強い炎症を誘発し、重症化や予後の悪化につながる可能性があるため、使用は禁忌であるとされました [4]。当時、敗血症の病態では、炎症性サイトカイン、抗炎症性サイトカインが両方とも大量に放出され、「サ

イトカインの嵐（サイトカインストーム）」の状態となっているところにアルギニンを投与すると、「火に油を注いでしまう」とたとえられていました。その後、敗血症性ショックの症例にアルギニンを投与したところ、緩徐に投与することにより、血行動態に影響を与えることはなく、たんぱく質分解を抑制したという報告も行われるようになり[5]、2009年以降のガイドラインでは禁忌という表現はなくなりました[6]。とはいえ、血圧の変動に注意すべきで、術後や多発外傷、熱傷、人工呼吸器管理の症例などに限定して使用することが推奨されています。

新型コロナウイルス感染症との関係

サイトカインストームを引き起こすことが知られている重症新型コロナウイルス感染症（COVID-19）の症例では、アルギニンの投与により血中の炎症性サイトカイン濃度が低下、抗炎症性サイトカイン濃度が上昇したことが報告されており[7]、実際に、人工呼吸器装着の時間や在院日数を短縮できたとのことです[8]。

2 グルタミン

グルタミンは、小腸粘膜上皮細胞や、好中球、リンパ球、マクロファージなどの免疫担当細胞のエネルギー源となり、免疫を賦活すると考えられています。また、グルタミン酸を経て、グルタチオンの合成にも利用され（第1章5［32ページ］参照）、重症時の酸化ストレスを軽減するはたらきもあります。

2002年に発表された、術後患者と重症患者にグルタミンを投与した14のRCTのメタ解析では、グルタミン投与群は死亡のリスク比が0.78（95％信頼区間0.58～1.04）、感染性合併症のリスク比が0.81（95％信頼区間0.64～1.00）とリスクの低下を認め、入院期間も2.6日ほど短縮できました[9]。

しかしながら、グルタミンもアルギニン同様、人工呼吸器を装着した多臓器不全の症例などに投与すると、死亡率が上昇するという結果が報告され[10]、きわめて重症の症例や、腎機能の低下した症例などへの投与は避けるほうがよいと考えられています。

グルタミンを投与する場合、国内でも、グルタミンと食物繊維などを配合した粉末状の補助食品が販売されています。グルタミンの効果を得るためには、1日20～30gを投与する必要があるといわれています。

COVID-19の重症化とグルタミンの血中濃度低下には関連性があり[11]、グルタミン投与がCOVID-19の重症化を抑制し、在院日数も短縮したのではないかとの研究データ[12]も報告されています。

3 かつては、免疫強化栄養というジャンルが存在

　つい数年ほど前までは、アルギニン、グルタミン、n-3系脂肪酸などを配合した経腸栄養剤が何種類か販売され、免疫強化栄養という一つのジャンルが存在していました。しかし、前述のように、重症の敗血症や多臓器不全の症例などに使用した場合、死亡のリスクが高まることなどが懸念され、免疫強化をアピールした経腸栄養剤はなくなりました。

　消化器がんの手術を行う症例などでは、アルギニン、グルタミン、n-3系脂肪酸を摂取するメリットがあるという論文も見受けられます[13]。もしも外科医から、「アルギニン、グルタミン、n-3系脂肪酸を強化したい」というニーズがあった場合は、アルギニンを強化した補助食品、グルタミンを配合した補助食品と薬剤のEPAなどを組み合わせるなどの工夫が必要かもしれません。

引用・参考文献

1) Kalil, AC. et al. Preclinical trial of L-arginine monotherapy alone or with N-acetylcysteine in septic shock. Crit. Care Med. 34（11）, 2006, 2719-28.
2) Bertolini, G. et al. Early enteral immunonutrition in patients with severe sepsis : results of an interim analysis of a randomized multicentre clinical trial. Intensive Care Med. 29（5）, 2003, 834-40.
3) Marik, PE. et al. Immunonutrition in critically ill patients : a systematic review and analysis of the literature. Intensive Care Med. 34（11）, 2008, 1980-90.
4) ASPEN Board of Directors and the Clinical Guidelines Task Force. Guidelines for the use of parenteral and enteral nutrition in adult and pediatric patients. JPEN J. Parenter. Enteral Nutr. 26（1 Suppl）, 2002, 1SA-138SA.
5) Luiking, YC. et al. Arginine infusion in patients with septic shock increases nitric oxide production without haemodynamic instability. Clin. Sci (Lond). 128（1）, 2015, 57-67.
6) American Society for Parenteral and Enteral Nutrition（A.S.P.E.N.）Board of Directors. Clinical Guidelines for the Use of Parenteral and Enteral Nutrition in Adult and Pediatric Patients, 2009. JPEN J. Parenter. Enteral Nutr. 33（3）, 2009, 255-9.
7) Trimarco, V. et al. Beneficial effects of l-Arginine in patients hospitalized for COVID-19 : New insights from a randomized clinical trial. Pharmacol. Res. 191, 2023, 106702.
8) Fiorentino, G. et al. Effects of adding L-arginine orally to standard therapy in patients with COVID-19 : A randomized, double-blind, placebo-controlled, parallel-group trial. Results of the first interim analysis. EClinicalMedicine. 40, 2021, 101125.
9) Novak, F. et al. Glutamine supplementation in serious illness : a systematic review of the evidence. Crit. Care Med. 30（9）, 2002, 2022-9.
10) Heyland, D. et al. Canadian Critical Care Trials Group. A randomized trial of glutamine and antioxidants in critically ill patients. N. Engl. J. Med. 368（16）, 2013, 1489-97.
11) Matsuyama, T. et al. Comorbidity-associated glutamine deficiency is a predisposition to severe COVID-19. Cell Death Differ. 28（12）, 2021, 3199-213.
12) Cengiz, M. et al. Effect of oral l-Glutamine supplementation on Covid-19 treatment. Clin. Nutr. Exp. 33, 2020, 24-31.
13) Cheng, Y. et al. Enteral immunonutrition versus enteral nutrition for gastric cancer patients undergoing a total gastrectomy : a systematic review and meta-analysis. BMC Gastroenterol. 18（1）, 2018, 11.

アルギニン、グルタミンと免疫の関係については、
まだわからないことが多いのです

9 経口補助食品（ONS）を活用するときの注意点

1 経口補助食品（ONS）に頼ることへの罪悪感？

　みなさんや、患者さん、ご家族のなかに、経口補助食品（ONS）を使用する際、なんとなく罪悪感のようなものを感じるという人はいないでしょうか？ 罪悪感までいかなくても、「本当は、通常の食品で栄養を摂取できたらいいのに……」と考えてしまうという人も。「ONS は人工的なもの」というイメージが強く、使いたくないという人もいます。

　ヨーロッパ臨床栄養代謝学会（ESPEN）のガイドライン[1] には、次のような記載があります。

> 慢性的に低栄養、または、低栄養の at risk の高齢者は、栄養カウンセリングや食品の追加を行っても食事摂取量が増えず、栄養摂取目標を達成できないときには、ONS が提供されるべきである。
>
> GPP（good practice points/expert consensus）、賛成 100%

　これは、メタ解析などによるエビデンスはないにせよ、委員全員が賛成したということです。

　食事摂取量が減少し、エネルギーもたんぱく質も十分量摂取できないときは、効率よくエネルギー、たんぱく質を補充できる ONS を利用したほうがよいと考えられます。

　また、このガイドラインには、下記のような記載もあります。

> 低栄養、または、低栄養の at risk の高齢者に ONS を提供する場合、少なくとも 1ヵ月は継続するべきである。
>
> GPP（good practice points/expert consensus）、賛成 100%

　この文章のいいたいことを解釈すると、図1 のようなことになるのではないでしょうか？ 摂取量が充足した段階で ONS を終了すると、栄養状態が悪化したままの状態で横ばいとなってしまいますが、充足してから、さらに 1ヵ月程度継続することによって、栄養状態がやや改善する方向に近づけられるのではないかということです。

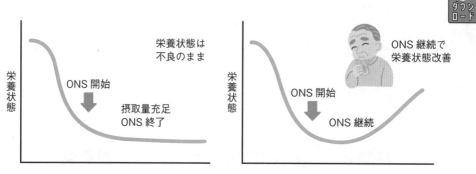

図1 摂取量充足で ONS を終了した場合と ONS を継続した場合（イメージ）

　日本は、販売されている ONS の種類も多く、各社で味わいやフレーバーなどに工夫を凝らしています。自然な味わいで、効率よくエネルギー、たんぱく質を摂取できるよう技術も発達しています。おもな原料には天然のものを用いており、添加物などとして有害な化学物質を含有しているものはありません。安心して摂取を検討してもらえるよう、すすめてほしいと思います。1種類だけを試して、味が口に合わないといってやめてしまうのではなく、さまざまな味わい、フレーバーのものを試してもらうようにしましょう。

 ## 栄養素をモジュール化して摂取できる

　エネルギー、たんぱく質、微量栄養素を総合的に補給できる ONS のほか、たんぱく質だけ、あるいはエネルギーだけ、食物繊維だけとモジュール化して摂取できる ONS も多数販売されています。

　たとえば、たんぱく質のみを追加したい場合は、粉末のプロテインなどを使用します。エネルギーのみを追加したい場合は、粉あめや中鎖脂肪酸トリグリセリド（MCT）、たんぱく質を含まないゼリータイプの補助食品などを用います。MCT には粉末タイプ、オイルタイプがあり、用途によって使い分けることができます。食物繊維だけを補充するのであれば、グアーガム加水分解物（PHGG）の粉末などを使用します。

　このように、患者さんに必要な栄養素を選択し、おすすめしてみてください。

 ## 食欲低下の原因をアセスメント

　患者さんが「食欲がない」と訴え、食事摂取量が低下している際は、なぜ食欲がないのか、その原因をあきらかにし、改善できる場合は改善のための対策を行うことが大切です。食欲低下を来すおもな疾患や状態を表にまとめます。

表 食欲低下を来すおもな疾患や状態

食欲低下の原因に該当するものがないか、一つひとつ検討します

- がん、白血病、悪性リンパ腫
- 心不全（がんと同じく、カヘキシアを発症する）
- 慢性呼吸器疾患（呼吸困難などによる、重症ではカヘキシアを発症）
- 消化管疾患
- 便秘
- 肝疾患
- 慢性腎不全（尿毒症物質の貯留や慢性の炎症のため）
- 甲状腺機能低下症（血中のレプチン濃度の上昇がみられる）
- 副腎機能低下症（副腎皮質刺激ホルモン放出ホルモン［CRH］が増加し、摂食中枢を抑制）
- 口内炎、歯痛、舌苔などの口腔内のトラブル（疼痛、不快感、味覚障害）
- 亜鉛欠乏（味覚障害、口内炎）
- 急性感染症（発熱、炎症性サイトカインの増加）
- 慢性炎症（炎症性サイトカインの増加など）
- うつ病、うつ状態（報酬系の機能低下）
- 認知症（記憶、報酬系の機能低下、味覚障害など）
- そのほかの精神疾患
- ストレス時（CRH が増加し、摂食中枢を抑制）
- 発熱時（視床下部前部の神経細胞を経て、摂食中枢を抑制）
- 長期臥床（消化管機能低下、肥満によりレプチン濃度が上昇し満腹中枢を刺激）
- 肥満治療薬マジンドール（視床下部に作用し、食欲を抑制）
- ジギタリス中毒（副交感神経亢進により消化管蠕動運動が亢進、延髄にある嘔吐中枢を刺激）
- 抗炎症薬、がんに対する化学療法薬、ビスホスホネート系薬剤、カリウム製剤、鉄剤など（消化管粘膜障害など、一部の化学療法薬はセロトニン放出促進）
- オピオイド（延髄にある嘔吐中枢を刺激、消化管機能も低下）
- 睡眠導入薬（ゾピクロン、エスゾピクロンなどは、強い苦味が持続する味覚異常を来すことが多い）

　がん、白血病、悪性リンパ腫は、慢性の炎症を合併し、カヘキシアが進行します。カヘキシアは、慢性消耗性疾患に体重減少を伴った状態で、食欲が低下することが少なくありません。心不全や慢性呼吸器疾患でも、カヘキシアを発症することがあります。

　手術、がん化学療法、放射線療法などの治療が食欲低下の原因となることもあります。また、呼吸困難などが食欲低下の原因となっている場合もあります。

　消化管疾患、便秘、肝疾患などは、食欲低下の原因の多くの部分を占めると考えられます。とくに高齢者では、便秘が恒常化している可能性があるので注意が必要です。

　慢性腎不全では、尿毒症物質の貯留や慢性炎症のため食欲が低下します。

　甲状腺機能低下症では、血中のレプチン濃度の上昇がみられることが報告されており、満腹中枢の過活動、摂食中枢の抑制により食欲が低下すると考えられます。高齢者では、甲状腺機能低下症を発症することにより、活動性や認知機能が低下し、認知症と誤認されることがあるので、注意が必要です。

　副腎機能低下症では、副腎皮質刺激ホルモン放出ホルモン（CRH）の分泌が増加し、摂食中枢を抑制するため、食欲が低下すると考えられています。

口内炎、歯痛、舌苔などの口腔内のトラブルも食欲低下の原因となります。食欲を維持するためには、口腔内の環境を清潔かつ健康に保つことが重要です。

　亜鉛欠乏は、味覚障害、口内炎の原因になることがよく知られています。そのほか、消化管粘膜が萎縮し、消化液分泌や消化管運動が低下することも食欲低下の一因と考えられています。また、近年、亜鉛欠乏は視床下部でのニューロペプチドYの放出を阻害することにより、直接的に食欲低下を引き起こすという研究もあります。亜鉛欠乏症と診断された場合、食事療法単独では改善しにくいといわれています。酢酸亜鉛製剤などによる補充療法（成人では50～150mg）を検討します。胃潰瘍治療薬のポラプレジンクは、1日の成分量である150mgあたり亜鉛を34mg含有しています。軽症例、潜在例などには使用を検討してもよいかもしれません。

　食欲低下と、精神的、心理的な問題の関連性が高いことはいうまでもありません。うつ病、うつ状態、認知症、そのほかの精神疾患、精神的ストレスなどに注意を払うことが大切です。高齢者のうつ病は、認知症と誤認されることがあります。

　長期臥床は、消化管機能低下や肥満によるレプチンの濃度の上昇により、食欲が低下する可能性があります。

　ジギタリス製剤、抗炎症薬、ビスホスホネート系薬剤、カリウム製剤、鉄剤、オピオイド、睡眠導入薬などが食欲低下の原因となることもあります。医師や薬剤師とも検討することが必要です。

4 ONS による合併症に配慮

　少量で高エネルギー、高たんぱく質を摂取できるONSは、2型糖尿病の症例では高血糖を発症するリスクがあります。慢性腎臓病（CKD）の症例では、たんぱく質の摂取量が過剰にならないよう、摂取量のモニタリングをすることが大切です。CKDの症例では、高カリウム血症などの電解質異常にも配慮する必要があります。

引用・参考文献
1)　Volkert, D. et al. ESPEN guideline on clinical nutrition and hydration in geriatrics. Clin. Nutr. 38 (1), 2019, 10-47.
2)　吉田貞夫. 食欲不振の原因と対応. ヘルスケア・レストラン. 28 (6), 2020, 18-9.
3)　吉田貞夫. サルコペニアやフレイルに有効な薬物療法はあるの？ ニュートリションケア. 10 (1), 2017, 46-7.
4)　Augustin, K. et al. Mechanisms of action for the medium-chain triglyceride ketogenic diet in neurological and metabolic disorders. Lancet Neurol. 17 (1), 2018, 84-93.
5)　Croteau, E. et al. Ketogenic Medium Chain Triglycerides Increase Brain Energy Metabolism in Alzheimer's Disease. J. Alzheimers Dis. 64 (2), 2018, 551-61.
6)　吉田貞夫. 高齢者におけるフレイル、サルコペニアとリハビリテーションでの栄養管理のポイント. 栄養. 4 (4), 2019, 199-206.

中鎖脂肪酸トリグリセリド（MCT）は食欲を改善させる

　中鎖脂肪酸トリグリセリド（MCT）はココナッツオイルなどに含まれる成分です。中鎖脂肪酸の一つであるオクタン酸（カプリル酸）は、消化管ホルモンのグレリンに結合し、活性化する作用があります（**図2**）[3]。グレリンには、成長ホルモンの分泌促進作用、食欲増進作用、心血管系の保護作用、エネルギー代謝調節作用などのほか、除脂肪体重、握力などを改善させる作用があることが知られています。

　MCTは小腸の血管から吸収され、門脈を経て直接肝臓に到達し、すみやかに代謝され、体内でエネルギー源として利用されやすいため、食事摂取量が低下した症例のエネルギーの補充にも有用です。2型糖尿病で血糖上昇のリスクが高い症例や、CKDのために高エネルギー量を摂取する必要がある症例にも使用できます。市販されているさまざまな経腸栄養剤、ONSにもMCTが配合されています。

　近年、グレリン受容体に結合し、グレリンと同様の作用をもつグレリン様作用薬アナモレリン塩酸塩（エドルミズ®）が開発され、がん患者の治療に臨床応用されています。

　MCTは、体内でケトン体へと変換されます。アルツハイマー型認知症では、脳の海馬などの領域で血流が低下し、酸素消費も低下し、ブドウ糖によるエネルギー代謝が低下するため、ケトン体がエネルギー源として利用されると考えられています。効率よくケトン体へと変換されるMCTは、アルツハイマー型認知症の症状を緩和し、進行を緩徐にする可能性があると考えられています[4]。MCTを摂取することにより、アルツハイマー病関連領域のエネルギー代謝が改善したという報告もあります[5]。

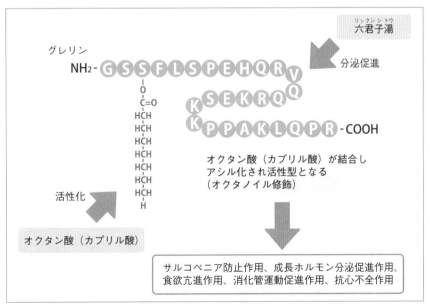

図2 グレリンとその活性化のメカニズム（文献3より）

アミノ酸入りの輸液を どう使う？

1 医師が「点滴しましょう」……その中身は？

　食事がとれない患者さんに、医師が「点滴しましょう」と輸液を処方する。よくある場面ではないでしょうか。輸液の内容は、どうなっているでしょうか？「輸液の内容までは……」という人もいるかもしれません。確認してほしいのは、その輸液にアミノ酸は入っているかどうかです。

　脱水の患者さんには、細胞外液型といって、ナトリウムを多く含んだ血液中の電解質の組成に近い内容の輸液を処方します。食事や水分補給ができない期間が続く場合には、維持液といって、ナトリウムのほか、カリウム、ブドウ糖などを含む輸液を処方します。

　こうした輸液は、栄養といえるでしょうか？　この輸液を栄養とよぶには、足りない栄養素があります。一つはアミノ酸、もう一つは脂質です。数日以上の絶食になる場合、アミノ酸の投与は必須だと思います。また、ブドウ糖などの糖質のエネルギーで補える場合なら、脂質の投与は必須ではないとしても、輸液が長期になる場合は、必須脂肪酸の欠乏も心配です。

2 アミノ酸・糖・電解質・ビタミン B₁ 液

　各社から、末梢静脈から輸液できる「アミノ酸・糖・電解質・ビタミン B₁ 液」が販売されています。1,000mL で420kcal（非たんぱく質エネルギーは 300kcal）、アミノ酸が 30g 含まれているものがよく使用されています。

　こうしたアミノ酸・糖・電解質・ビタミン B₁ 液を輸液していれば、当分のあいだ問題はないのでしょうか？　じつは、末梢静脈から輸液する製剤では、超えられない限界があります。ブドウ糖の濃度を高くすると静脈炎などを発

その輸液にアミノ酸は入っていますか？　アミノ酸・糖・電解質・ビタミン B₁ 液の使用を提案しましょう！

症してしまうため、配合できるブドウ糖の量には上限があるということです。そうした理由で、この輸液中の非たんぱく質エネルギーは 300kcal となっています。エネルギー量を増やすには、脂肪乳剤を追加するか、中心静脈栄養（TPN）に変更する必要があります。

3 栄養投与ルートを見直す

　長期に絶食が続く場合は、キホンに立ち返って、栄養投与ルートを見直すことが大切です。キホンとは、集中治療室（ICU）のような超急性期の場合は除き、通常の医療・介護の現場でよくいわれる、「腸が使えるときは腸を使え！」でおなじみの米国静脈経腸栄養学会（ASPEN）のガイドラインです（**図1**）[1]。このガイドラインは2002年につくられたものですが、現在でも十分に通用する考え方だと思います。

　末梢静脈からの静脈栄養は2週間以内として、そのあいだに、経口摂取、経腸栄養に移行できないかを検討します。経腸栄養が困難な場合は、中心静脈栄養を検討します。現在

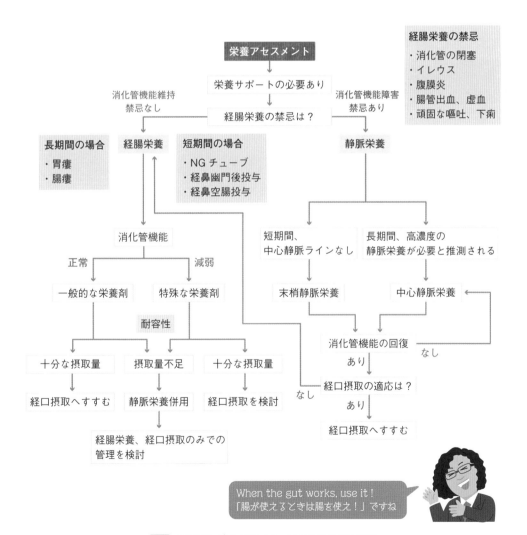

図1 ASPEN ガイドライン（文献1を参考に作成）

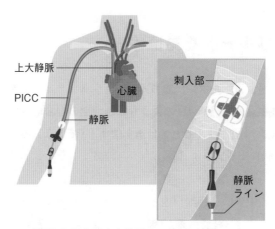

図2 末梢穿刺中心静脈カテーテル（PICC）

は末梢穿刺中心静脈カテーテル（PICC）なども普及しており、中心静脈栄養はより安全に行えるようになりました（**図2**）。

引用・参考文献

1） ASPEN Board of Directors and the Clinical Guidelines Task Force. Guidelines for the use of parenteral and enteral nutrition in adult and pediatric patients. JPEN J. Parenter. Enteral Nutr. 26（1 Suppl）, 2002, 1SA-138SA.

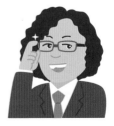

索引

図表索引

のついた図表はダウンロード OK ！

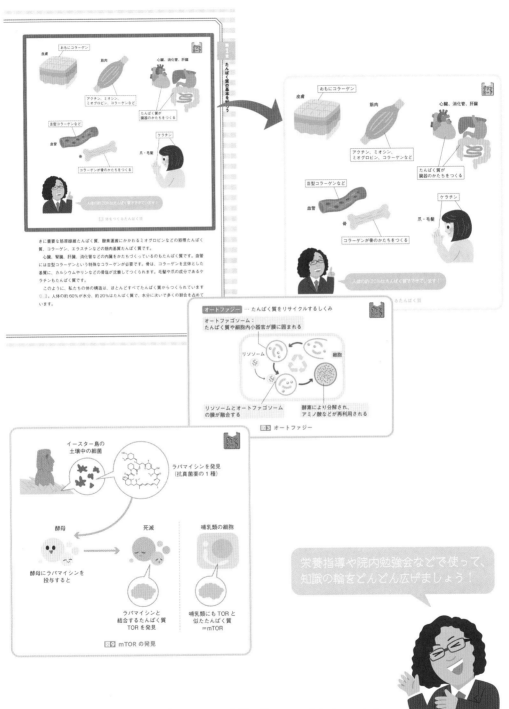

きに重要な筋原線維たんぱく質、酸素運搬にかかわるミオグロビンなどの筋肉たんぱく質、コラーゲン、エラスチンなどの筋肉基質たんぱく質です。

心臓、腎臓、肝臓、消化管などの内臓をかたちづくっているのもたんぱく質です。血管にはⅢ型コラーゲンという特殊なコラーゲンが必要です。骨は、コラーゲンを主体とした基質に、カルシウムやリンなどの骨塩が沈着してつくられます。毛髪や爪の成分であるケラチンもたんぱく質です。

このように、私たちの体の構造は、ほとんどすべてたんぱく質からつくられています（図1）。人体の約60%が水分、約20%はたんぱく質で、水分に次いで多くの割合を占めています。

栄養指導や院内勉強会などで使って、知識の輪をどんどん広げましょう！

▶▶ダウンロード方法は次のページをチェック！

資料ダウンロード方法

本書の資料は、WEB ページからダウンロードすることができます。以下の手順でアクセスしてください。

■メディカ ID（旧メディカパスポート）未登録の場合

メディカ出版コンテンツサービスサイト「ログイン」ページにアクセスし、「初めての方」から会員登録（無料）を行った後、下記の手順にお進みください。

https://database.medica.co.jp/login/

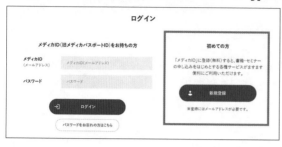

■メディカ ID（旧メディカパスポート）ご登録済の場合

①メディカ出版コンテンツサービスサイト「マイページ」にアクセスし、メディカ ID でログイン後、下記のロック解除キーを入力し「送信」ボタンを押してください。

https://database.medica.co.jp/mypage/

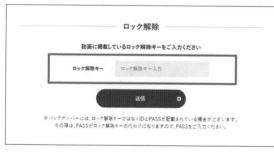

②送信すると、「ロックが解除されました」と表示が出ます。「ファイル」ボタンを押して、一覧表示へ移動してください。

③ダウンロードしたい資料のサムネイルを押すと「ダウンロード」ボタンが表示され、資料のダウンロードが可能になります。

ロック解除キー　　d3Sa5rXp

著者紹介

吉田貞夫 <small>(よしだ・さだお)</small>

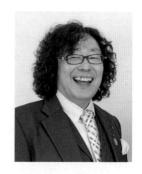

ちゅうざん病院副院長／
沖縄大学健康栄養学部客員教授／
金城大学客員教授

[略歴]

平成3年	筑波大学医学専門学群卒。医師免許取得。
平成5年	筑波大学大学院博士課程医学研究科で『胆道がんの遺伝子変化』を研究。 国内のみならず、タイ王立がんセンター、コーンケン大学とも共同研究。 米国ハーバード大学『腫瘍微小循環、血管新生と転移』研修コース修了。
平成8年	米国のがん研究の専門誌『キャンサー・リサーチ』に投稿した論文で、 筑波大学大学院医学研究科最優秀英論文賞受賞。
平成9年	医学博士。
平成15年	日本外科学会外科専門医。
平成26年	金城大学客員教授、日本栄養経営実践協会理事。
平成27年	日本静脈経腸栄養学会（現 日本臨床栄養代謝学会）指導医。
平成30年	ちゅうざん病院副院長（現職）。
令和4年	「骨格筋量推定システム、骨格筋量推定装置、データベース装置及びプログラム」 で特許を取得（特許第7113121号）。
令和5年	沖縄大学健康栄養学部管理栄養学科客員教授も兼任。 日本臨床栄養学会優秀論文賞を受賞。

[著書]

高齢者を低栄養にしない20のアプローチ：「MNA®（簡易栄養状態評価表)」で早期発見
（メディカ出版）

その他、執筆多数。

“ちょい足し”栄養指導

患者に話したくなる「たんぱく質」のすべて

2024年2月5日発行　第1版第1刷

著　者　吉田 貞夫

発行者　長谷川 翔

発行所　株式会社メディカ出版
　　　　〒532-8588
　　　　大阪市淀川区宮原3-4-30
　　　　ニッセイ新大阪ビル16F
　　　　https://www.medica.co.jp/

編集担当　富園千夏／西川雅子

編集協力　芹田雅子

装　　幀　創基 市川竜

本文イラスト　中村恵子

組　　版　稲田みゆき

印刷・製本　株式会社シナノ パブリッシング プレス

ISBN978-4-8404-8458-9　　　　　　　　　　　　　　　　　　Printed and bound in Japan

当社出版物に関する各種お問い合わせ先（受付時間：平日9：00～17：00）
●編集内容については、編集局 06-6398-5048
●ご注文・不良品（乱丁・落丁）については、お客様センター 0120-276-115